Weizengrassaft

Medizin für ein neues Zeitalter

Reiner Schmid

Weizengrassaft

Medizin für ein neues Zeitalter

Verlag
Ernährung & Gesundheit
Reiner Schmid
Leostraße 14
81375 München

Bücher für ein neues Gesundheitsbewußtsein
gedruckt auf original Umweltschutzpapier

Zur Beachtung

Die Veröffentlichung dieses Buches soll ausschließlich informativen Zwecken dienen. Es darf keinesfalls als Ersatz für medizinische Hilfe verstanden werden.

All jenen, die medizinische Beratung, Behandlung und Betreuung brauchen, wird dringend empfohlen, einen erfahrenen Arzt oder Heilpraktiker aufzusuchen.

Weizengrassaft ist kein Heilmittel im Sinne des Arzneimittelgesetzes, sondern eine natürliche Nahrungsergänzung, die jeder selbst herstellen kann.

Impressum

"Weizengrassaft"
Medizin für ein neues Zeitalter
Reiner Schmid
5. Auflage 1997

Reiner Schmid
Leostraße 14
81375 München
☎089/716134

Titelbild: Fritz Wendler, Weyarn
Zeichnungen: Monika Freitag, Lochham
Fotos: Peter Holz, München
Satz: typodata, München
Druck: Windmühlen Verlag, Ehingen-Beyerberg
gedruckt auf original Umweltschutzpapier

ISBN 3-927676-11-X

INHALTSVERZEICHNIS

VORWORT

Dieses Buch ist Frau Ann Wigmore gewidmet, die in Amerika drei Jahrzente lang Aufklärungsarbeit über Wert und Wirkungsweise des grünen Pflanzensaftes geleistet hat. Auch meine Familie wurde vor 14 Jahren durch sie motiviert, Weizengrassaft herzustellen und einzunehmen. Wir tun es heute mit noch größerer Überzeugung, weil wir erfahren konnten, daß Weizengrassaft eine wirkliche Alternative zur Entgiftung und zur Regeneration bietet. Darüber hinaus können wir uns mit Weizengrassaft Nähr- und Schutzstoffe zuführen, die in modernen Nahrungsmitteln nicht mehr ausreichend enthalten sind.

Tausende Leser unseres Ratgebers konnten bereits mit Weizengrassaft ihren Gesundheitszustand verbessern. Manche unter ihnen erreichten sogar Erfolge, die selbst medizinische Fachleute zum Staunen brachten. Über erfolgreiche Wirkungsweisen von Chlorophyllsaft berichten zahlreiche klinische Studien, die zuletzt Ende der 40er Jahre durchgeführt wurden. Mit der Verbreitung chemischer Präparate wurde das Wissen um die Heilkräfte des grünen Lebenssaftes in die Bedeutungslosigkeit gedrängt. Inzwischen sind die Grenzen und Nachteile künstlicher Wirkstoffe sichtbar und für manchen zur leidvollen Erfahrung geworden. Dort, wo moderne Behandlungen keine Besserung brachten, konnten grüne Chlorophyllsäfte oftmals die ersehnte Hilfe bringen.

Immer mehr Menschen sind bereit, Verwantwortung für sich selbst und ihre Gesundheit zu übernehmen. Wenn auch Sie im Vertrauen in die Heilkraft der Natur neue Wege gehen wollen, finden Sie im vorliegenden Buch über Weizengrassaft alles Wissenswerte.

Wenn Sie mit Weizengrassaft außergewöhnliche Erfahrungen sammeln können, dann bin ich für einen zusammenfassenden Erfahrungsberichtes von Ihnen sehr dankbar.

Ich freue mich über Ihr Interesse an dieser uralten, wiederentdeckten "grünen Medizin" und wünsche Ihnen viel Erfolg.

Reiner Schmid
Im Winter 1996/97

WISSENSCHAFTLICHE GRASFORSCHUNG

Auf der Suche nach blutbildenden Faktoren, fanden Wissenschaftler im Pflanzengrün den gesuchten Nährstoff. Von Dr. Charles Schnabel, ein Nahrungsmittelchemiker in Kansas City, über Dr. George Kohler an der Universität von Wisconsin, bis zu Dr. Mott Cannon an der Universität von Berkeley in Californien, sie alle erforschten in den 30er Jahren die lebensfördernden Eigenschaften des Chlorophylls mit Ergebnissen, die zuvor mit keinem anderen Nährstoff erzeugt werden konnten.

In den 40er Jahren wurden Grasforschungen in verschiedenen Laboratorien fortgesetzt, klinische Studien mit Weizengrassaft folgten und brachten neue Erkenntnisse in den verschiedensten Einsatzbereichen.

Um das Jahr 1950 waren die meisten lebenswichtigen Nährstoffe (mit Ausnahme von Selen) bekannt. Der Grasfaktor konnte nicht mit anderen Nährstoffen verglichen werden, weil er ein vollkommen neues Wirkungsspektrum offenbarte und bis dato noch unbekannte gesundheitsfördernde Faktoren enthielt.

1935 entdeckten dänische Wissenschaftler den Blutgerinnungsfaktor, das Vitamin K. Dieser Nährstoff konnte nur in einem sehr aufwendigen Verfahren in größeren Mengen isoliert werden. Zu Versuchszwecken und medizinischer Therapie wurden deshalb Getreidegräser mit hohem Vitamin-K Gehalt verwendet.

Folsäure, 1938 entdeckt, wurde deshalb so benannt, weil im grünen Blatt (Folium) der höchste Folsäuregehalt ermittelt werden konnte. Rote Blutzellen und Abwehrzellen werden schnell erneuert und benötigen zur störungsfreien Funktion Folsäure.

In den 40er Jahren wurde festgestellt, daß mit Grünfutter die Fruchtbarkeit von Tieren gefördert werden kann. Der Grasfaktor stimuliert die Hypophyse, welches zur vermehrten Produktion von Fruchtbarkeitshormonen führt.

Dr. Ernst Krebs extrahierte Vitamin B17, ein Anti-Krebs Vitamin, das speziell auch in Weizengrassaft enthalten ist.

Im März 1984 erschien der Bericht von Dr. Robinson "Lebendige Nahrung und Krebs" mit dem spektakulären Ergebnis: Unerhitzte Lebensmittel reduzieren das Krebsrisiko um 75 %.

Weizengrassaft reduziert das Krebsrisiko um 95 %.

200 Jahre vor Christus bis ins erste Jahrhundert, also um die Zeitwende, lebten und wirkten die Essener, eine hoch angesehene Gemeinschaft von Heilern und Lehrern in Judäa.
Aufgrund ihrer gesunden Lebensweise erreichten ihre Mitglieder nicht selten das hohe Alter von 120 Jahren.
Besondere Fähigkeiten und wunderbare Kräfte wurden ihnen nachgesagt. Alles was sie unternahmen, drückte die Kraft und Liebe des Schöpfers aus.
Der Heilige Franziskus gilt als der letzte Essener, der das vollkommene Evangelium des Lebens lebte und lehrte.

In den Geheimarchiven des Vatikan entdeckte Prof. Dr. E. B. Székely vor über 50 Jahren das "Friedensevangelium der Essener" und übersetzte es wortgetreu. Etwas später, im Jahre 1945 erregte die Entdeckung der "Schriftrollen vom Toten Meer" großes Interesse. Dabei stand mehr der archäologische Fund als die Entdeckung urchristlicher Schriften im Vordergrund. Die Schriften drücken die große Ehrfurcht vor dem Wunder des Lebens aus und wurden in viele Sprachen übersetzt. Ohne Werbekampagnen fanden Millionen von Lesern auf der ganzen Welt Zugang zu den Weisheiten des Lebens, und ihr Herz sagte ihnen, daß die unverfälschte Wahrheit aus diesen Aufzeichnungen spricht.

Elias, Johannes der Täufer, Johannes der Geliebte, sie alle entstammen der Gemeinschaft der Essener.
Die Eltern Jesu, Joseph und seine Frau Maria waren ebenso Angehörige dieser spirituellen Lebensgemeinschaft. Ihnen war der Gebrauch von Weizengrassaft bekannt. Jesus, in der Gemeinschaft der Essener aufgewachsen, hat nachweislich dieses Wissen in ausführlichen Lektionen an seine Schüler mit folgenden Worten weitergegeben: "Hier ist das Geheimnis, o Söhne des Lichts; hier in dem bescheidenen Gras. Hier ist der Treffpunkt der Erdenmutter (Nährstoffe in Form von Enzymen, Vitaminen, Mineralstoffen und Proteine) und des Himmelsvaters (Sonnenenergie in Form von Chlorphyll); hier ist der Strom des Lebens, der die gesamte Schöpfung hervorbrachte .....

GRAS – EIN LEBENSMITTEL?

Wie jeder weiß, ernähren sich freilebende Tiere fast ausschließlich von Gras. Dabei bleiben sie bei guter Gesundheit, zeigen keine Wachstumsstörungen und was sehr gewichtig ist, sie erhalten sich ohne Einschränkung ihre Fortpflanzungsfähigkeit. Ist ein solches Tier krank, fastet es oder nimmt instinktiv zu seiner Heilung nur Gras zu sich. Selbst fleischfressende Tiere halten sich in Krankheit an Fasten und Grasdiät.

Es scheint, als ob in den Gräsern ein Heilfaktor enthalten ist. Reine Fleischfresser wie auch fruchtfressende Tiere laben sich regelmäßig am grünen Gras. Wer sich Hund oder Katze hält, kennt diese Eigenart. Triebhaft nehmen die Tiere mit dem Gras die reinigenden, heilenden und vor Krankheit bewahrenden grünen Inhaltsstoffe auf, die sie mit der „Normalkost" nicht zugeführt bekommen.

Nach Beendigung des Winterschlafs suchen Bären als erste Nahrung an den Auen das junge Grün, um sich wie nach jeder winterlichen Ruhepause, einer inneren Reinigung zu unterziehen.

Körnerfressende Vögel vervollständigen ihr einseitiges Nahrungsangebot mit saftigem Grün.

Fleischfressende Raubkatzen laben sich zwischen den Mahlzeiten zum Zwecke der Magen- und Darmreinigung instinktiv am grünen Gras.

In der Vergangenheit haben wir aus Gewohnheit nur die Samen der Grasgewächse, zu denen alle Getreidepflanzen gehören, als Nahrungsmittel angesehen. Dabei haben wir vergessen, welch ein Segen im Grün der Gräser selbst enthalten ist.

Wenn Tiere ausschließlich mit Gras gesund bleiben, von der Geburt bis ins hohe Alter, dann ist Gras für den Menschen, mit dem am höchsten entwickelten „Tierkörper“ die optimale Nahrung! Von über 4700 bekannten Grasarten, angefangen von meterhohen tropischen Gräsern bis zum kargen Tundragras, ist nicht eine Grasart giftig.

Mit der Abkehr von den Naturgesetzen und der ganzheitlichen Betrachtungsweise haben wir das Wissen um die Heilkraft des grünen Pflanzensaftes verloren. Wir können das Geheimnis um das Pflanzenblut und die rohe, ungekochte Nahrung wieder zum Volkswissen machen; nur so hat die ganze zivilisationsgeschädigte Menschheit die Chance, sich zu regenerieren und an Körper, Seele und Geist zu gesunden!

Bereits im antiken China wurde im Frühjahr Weizengras als Stärkungsmittel und zur Blutreinigung eingenommen. Und wiederum bekommen wir heute, wie für viele althergebrachte Heilmittel, von der modernen Wissenschaft den Beweis für die einmalige Qualität des Weizengrases bestätigt.

Dr. Earp Thomas vom Bloomfield Laboratorium in New Jersey isolierte aus dem frischen Weizengrassaft über hundert Stoffe, darunter alle bekannten Mineralstoffe, in höherer Konzentration als im Samen selbst. Im Vergleich zu Kuhmilch ist der Calciumgehalt in Grassaft fast gleich hoch. Der Eisengehalt ist im Vergleich zu Spinat fünfmal höher.

Vitamin C und Carotin, im Samenkorn noch nicht angelegt, entwickeln sich überreich im Blattgrün. Die Vitamine der B-Gruppe, B1, B2, B3, und B6, sind um ein vielfaches mehr in Grassaft enthalten sowie das seltene und zur Blutbildung wichtige Vitamin B12. Vom Verjüngungs- und Fruchtbarkeitsvitamin E ist im Weizengrassaft zehnmal mehr enthalten als in Spinat oder Blattsalat.

CHLOROPHYLL - DAS MAGISCHE GRÜN

Der grüne Pflanzenfarbstoff Chlorophyll wird durch Kohlendioxyd und Wasser mit Hilfe des Sonnenlichts gebildet.
Das lichtspeichernde Chlorophyllmolekül ist der Empfänger solarer Energie und hat die Aufgabe, Glukose zum Aufbau pflanzlicher Zellen bereitzustellen.

Mit einem Chlorophyllgehalt von ca. 70 % gehören Getreidegräser zu den besten Lichtspeichern.

Schon 1851 verwies der Wissenschaftler Verdeil auf die chemische Ähnlichkeit von Hämoglobin und Chlorophyll.
Dr. Abderhalden hat in seinem 1914 erschienen "Lehrbuch der physiologischen Chemie" angedeutet, daß rote Blutkörperchen mit Hilfe des grünen Pflanzenfarbstoffes gebildet werden.
Dr. Hans Fischer konnte in seiner Forschungsarbeit die Ähnlichkeit von Hämoglobin, dem roten Blutfarbstoff und Chlorophyll, dem grünen Pflanzenfarbstoff nachweisen, wofür er 1930 den Nobelpreis erhielt. Die atomare Struktur von Hämoglobin und Chlorophyll sind nahezu identisch. Der Unterschied liegt darin, daß Hämoglobin ein Zentralatom aus dreiwertigem Eisen, Chlorophyll ein Zentralatom aus Magnesium enthält.

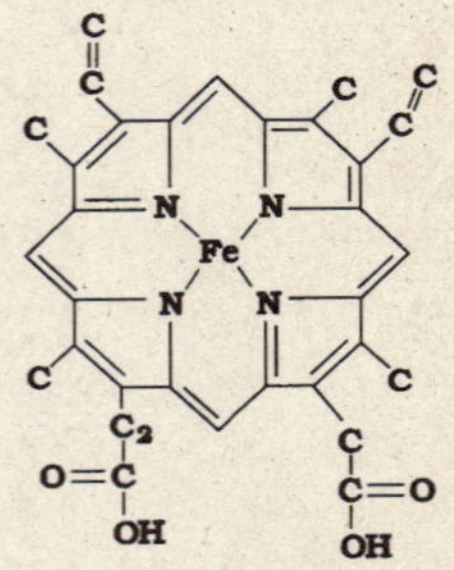

Atomare Hämoglobinstruktur

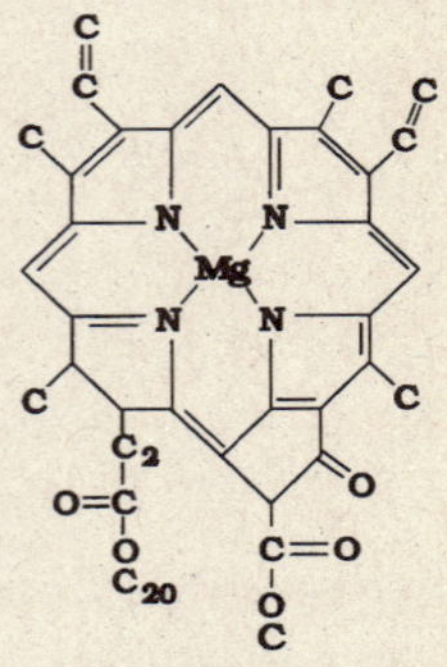

Atomare Chlorophyllstruktur

Die grünsten Pflanzen wurden im Altertum zur Wundheilung verwendet. Selbst Großmütter kennen noch Auflagen mit Spitzwegerichbrei, um Hautgeschwüre und Hautverletzungen zu heilen. Als in den 40er Jahren die entgiftenden, deodorisierenden und wundheilenden Eigenschaften von Chlorophyll bekannt wurden, gab es in den USA einen regelrechten Chlorophyll-Boom. Chlorophyll wurde nicht nur in Kaugummis und Zahncremes verarbeitet, sogar Toilettenpapier wurde in dieser Zeit mit Chlorophyll präpariert.

Studien erbrachten den Beweis, daß Chlorophyll vor Chemiegiften und zellschädigenden Strahlen schützen kann. Dr. Chiu Nan Lai an der Universität des texanischen Medizinzentrums konnte 1980 berichten, daß Weizengrasextrakt und andere grüne Lebensmittel die krebserzeugende Wirkung von zwei Mutagenen (Benzopyren und Methylcholan-theren) neutralisieren können. Je höher die Chlorophyllgabe, um so höher war die Zellschutzwirkung. Chlorophyll kann das Krebsrisiko reduzieren und ist noch wirkungsvoller als die bekannten Zellschutzvitamine A, Beta Carotin, C oder E. Frischgepreßter Weizengrassaft enthält sogar Höchstmengen von all diesen Antikrebsstoffen.

Desweiteren wurde festgestellt, daß Chlorophyll antibakterielle Eigenschaften besitzt - nicht weil es Bakterien abtötet, sondern weil es ein bakterienfeindliches Milieu schafft, das Bakterien den Nährboden entzieht. Mit Chlorophyllsaft behandelte Wunden und Verbrennungen sind keimarm und haben eine 25 % kürzere Heilzeit als Hautbehandllungen mit Antibiotika oder Vitamin D. Bei Verletzungen, Hautschäden und Hautirritationen konnte Weizengrassaft zur Zellerneuerung und Zellreparation eingesetzt werden. Hautbehandlungen mit Weizengrassaft reduzieren Entzündungen, Juckreiz und Schmerzen. Chlorophyllumschläge vermindern Schwellungen.

Wenn aufgrund von Krankheit oder Bewußtlosigkeit eine natürliche Nahrungsaufnahme nicht mehr möglich ist, kann mit frischgepreßtem Weizengrassaft die vollständige Nahrungsversorgung über den Darm erfolgen.

Wenn der Darm streikt und randvoll mit Schlacken angefüllt ist, schafft ein Darmklistier mit Weizengrassaft Erleichterung.

Dr. Bircher-Benner
nannte den grünen Chorophyllsaft
"eingefangener Sonnenschein"

Im Juli 1940 erschien in der Ärztezeitschrift "Jounal of Surgery" ein Bericht über die therapeutische Verwendung von Chlorophyll. Über 1 200 Krankheitsfälle, angefangen von verschiedenen Arten von Geschwüren und Entzündungen bis zu den unterschiedlichsten Formen von Hautkrankheiten wurden von Dr. B. Gruskin dokumentiert. Fall für Fall konnte abgeschlossen werden mit dem Vermerk: "Als geheilt entlassen".

Spektakuläre erfolge wurden erzielt bei chronischen Stirnhöhlen- und Nebenhöhlenentzündungen. Bei 1 000 Fällen von Atemwegserkrankungen konnte kein einziger Fall registriert werden, bei dem nicht eine Besserung eingetreten ist oder eine Heilung erfolgte.

Die blutbildende und blutreinigende Kraft von Weizengrassaft ist in geringen wie auch in hohen Dosen wirksam. Dies hat Dr. Ann Wigmore jahrzehntelang in unzähligen Studien bewiesen. In ihrem "Hippocrates Health Institute" in Boston haben viele Suchende den Schlüssel zur wahren Gesundheit erhalten, basierend auf dem Urwissen um die Heilkraft lebendiger, unerhitzter Nahrung und Weizengrassaft.

Getreidegräser liefern das am besten geeignete Grün, weil sie alle gesundheitsfördernden Eigenschaften vereinen und zuhause mit wenig Erde selbst gezogen werden können. Keimfähige Getreidesamen sind heutzutage jederzeit verfügbar.

Der frischgepreßte, rohe Chlorophyllsaft aus Getreidegräsern zeigt bezüglich Blutbildung und Blutreinigung die besten Erfolge. Inzwischen gibt es aber auch empfehlenswerte Instant-Graspulver in Rohkostqualität, die mit Gemüsesaft oder Wasser angerührt, wertvolle Vitalstoffe zur Nahrungsergänzung liefern. Auf Reisen, im Urlaub, am Arbeitsplatz, oder wenn gerade kein frischgezogenes Weizengras zur Verfügung steht, sind Instant-Graspulver eine sinnvolle Alternative. Ist es Ihr Ziel, eine tiefgreifende Körperreiniung durchzuführen und lebenserhaltende Nährstoffe zuzuführen um bedrohliche Zustände umzukehren, dann ist die Verwendung von frischgepreßten Grassäften in Verbindung mit Säften aus Wurzelgemüse oberstes Gebot.

NEUE ERKENNTNISSE ÜBER WEIZENGRASSAFT

Calcium Phosphat in Weizengrassaft bindet freies Fluor und andere toxische Spurenelemente zu ungiftigen Verbindungen und verhilft zur besseren Härtung von Zahnschmelz und Knochengerüst. Wenn kein einwandreies Trinkwasser zur Verfügung steht, werden mit einem kleinen Zusatz von Weizengrassaft unerwünschte Belastungen neutralisiert.

Desweiteren wurde festgestellt, daß Weizengrassaft mit einem hohen Basenwert von 60 (Basenwert Spinat 44), das Wachstum von Acidophilus Lactobakterien und anderen förderlichen Darmkeimen unterstützt, die wiederum für Entgiftung und Abwehrstärkung unentbehrlich sind.

Die Funktion der Schilddrüse wird durch Weizengrassaft normalisiert, eine wichtige Voraussetzung, um Übergewicht, Verdauungsstörungen und eine Vielzahl anderer Beschwerden zu korrigieren.

Die Zahl der männlichen Spermien ist rückläufig, die Beweglichkeit derselben wird immer geringer. Männliche Geschlechtsdrüsen werden mit Weizengrassaft in die Lage versetzt, ausreichend und aktive Spermien zu produzieren.

Die NASA konnte im Laborversuch mit Hilfe von Weizengras Sauerstoff zur Versorgung eines Menschen gewinnen.

Weizengras neben der Bettstelle aufgestellt verstärkt den Sauerstoffgehalt, schafft ein positives Strahlenfeld mit negativen Ionen und kann gesunden Schlaf fördern.

Bei allen Hautproblemen ist es hilfreich, die ausgepresste Weizengraspulpe mit Weizengrassaft zu tränken und auf die betroffenen Hautpartien aufzulegen. Alle zwei Stunden sollte diese Auflage erneuert werden.

WEIZENGRASSAFT - EIN MULTINÄHRSTOFF

Anläßlich der Jahrestagung der "American Chemical Society" im Jahre 1940 präsentierten Dr. Schnabel, Dr. Kohler und Dr. Graham Informationen über den Nährstoffgehalt von Getreidegräsern. Sie berichteten, daß Getreidegräser höchste Vitamin-, Mineralstoff- und Proteinkonzentrationen vorzuweisen haben. Nahrungsergänzungen aus Getreidegräsern wurden sogar vom Nahrungskonzil der amerikanisch-medizinischen Gesellschaft wegen ihres hohen Gehalts an Beta-Carotin, Vitamin-K, Vitamin-C und der B-Vitamine als Nahrungsmittel akzeptiert.

Vom Beginn der 30er Jahre an gaben Ärzte Ihren Patienten "Grastabletten", um Nährstoffdefizite auszugleichen. Isolierte Vitaminpräparate waren teuer und galten als unzureichend.

Nur einige wenige Lebensmittel enthalten alle lebenswichtigen Nährstoffe, um als Alleinnahrung verwendet werden zu können. Weizengras gehört neben (der arteigenen) Milch und Spirulina-Mikrolgen zu den vollkommenen Lebensmitteln.
Weizengrassaft mit hoher Energiedichte enthält alle Nährstoffe, die für eine gesunde Ernährung, natürliches Wachstum, Fruchtbarkeit und komplikationsfreie Fortpflanzung notwendig sind.

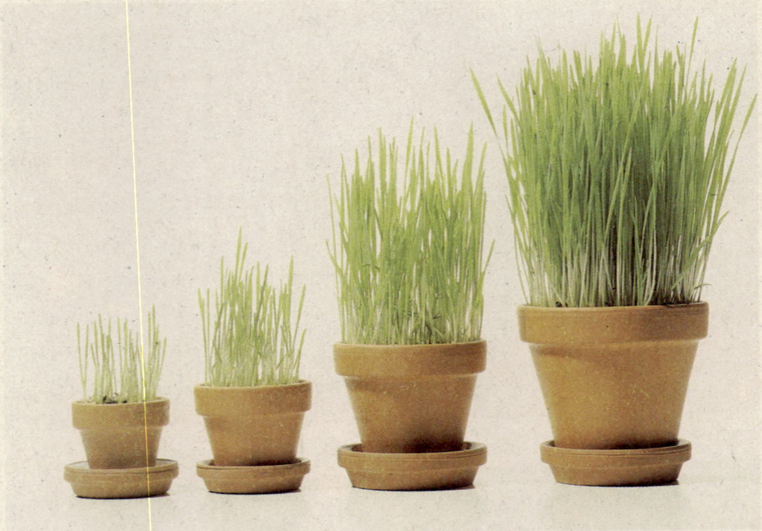

DIE NÄHRSTOFFE IN WEIZENGRASSAFT

Weizengras hat im Vergleich zu anderen Grünpflanzen den höchsten Chlorophyllgehalt aufzuweisen!

Weizengrassaft ist ein vollwertiges Nahrungsmittel mit allen lebenswichtigen Aminosäuren!

Weizengrassaft enthält im Vergleich zu anderen Nahrungsmitteln das Vielfache an Enzymen, Vitaminen und Mineralstoffen.

Vitamine	Mineralstoffe	Aminosäuren
A – Retinol	Calcium	Lysin*
B_1 – Thiamin	Phosphor	Histidin
B_2 – Riboflavin	Kalium	Arginin
B_3 – Niacin	Magnesium	Aspartinsäure
B_6 – Pyrodoxin	Eisen	Threonin*
B_{12} – Cobalamin	Mangan	Glutaminsäure
C – Ascorbin	Selen	Prolin
D – Calciferol	Natrium	Glycin
E – Tocopherol	Zink	Alanin
H – Biotin	Jod	Valin*
K	Schwefel	Tyrosin
Folsäure	Kupfer	Isoleucin*
Pantothensäure	Cobalt	Leucin*
	und 75 weitere	Tyrosin*
	Mineralstoffe und	Phenylanalin*
	Spurenelemente	Methionin*
		Cystin
		Tryptophan*
		Amidin

* Lebenswichtige Aminosäuren

Erde

Nur lebendige, kompostreiche Erde ist zur Weizengraspflanzung geeignet. Dunkle, poröse, wohlriechende Erde oder schwarzer Waldhumus sind vorzuziehen. Erde, die chemisch gedüngt wurde, ist tot und ausgelaugt. Gekaufte Blumenerde ist meistens durch Erhitzen sterilisiert, deshalb ebenso tot und unbrauchbar.

Kompost

Als Gartenbesitzer mit Komposthaufen haben sie die beste Erde zur Verfügung. Wenn Sie keinen Garten besitzen, setzen Sie Ihren eigenen Kompost an.
Füllen Sie eine Abfalltonne 2 cm hoch mit gesunder, feuchter Gartenerde. Fügen Sie Regenwürmer hinzu, soviel Sie finden können. Obendrauf geben Sie organische Abfälle von Obst und Gemüse, sowie Wurzelreste, die nach der Grasernte anfallen. Die Regenwürmer sind tüchtige Gartenarbeiter und verwandeln Ihre Abfälle innerhalb weniger Wochen in wertvollen Kompost. Vergessen Sie nicht, sie täglich mit Abfällen zu füttern. Dem fertigen Kompost entnehmen sie die Würmer und mischen ihn mit Gartenerde. Die Kompostwürmer geben Sie in einen neuen Kompostansatz.

Saatgut

Verwenden Sie nur Keimweizen aus kontrolliert-biologischem Anbau, der ohne treibenden Kunstdünger und ohne chemische Pflanzenschutzmittel angebaut wurde. Die Weizenkörner müssen zuvor mit der zweifachen Menge Wasser 12 Stunden eingeweicht werden.

Anpflanzung

Angefangen von Gemüsekisten und Balkonkästen bis hin zum Backblech eignet sich alles zum Ansetzen von Weizengras.

✻ Füllen Sie die Erde mindestens 3 cm hoch in Ihre Pflanzschale. Je höher die Erdschicht, desto besser gedeiht das Weizengras. Verteilen Sie die eingeweichten Weizenkörner dicht nebeneinander auf der Erdoberfläche. Befeuchten Sie nun die Erde gleichmäßig mit einem Wäschesprenger ohne einen See zu produzieren.

✻ Bedecken Sie die Erde locker mit einer Plastikfolie, damit die Luft noch zirkulieren kann. Mit einem feuchten Küchentuch erzielen Sie denselben Effekt, müssen aber das Tuch täglich anfeuchten.

✻ Halten Sie die Pflanzschalen die ersten drei Tage im Dunkel. Achten Sie auf eine Temperatur von ungefähr 20 °C.

✻ Am vierten Tag wird die Bedeckung abgenommen und die Erde wieder angefeuchtet.

✻ Stellen Sie nun das Weizengras an ein Fenster oder in die Nähe eines Fensters, damit die einfallende Sonnenenergie im Weizengras gespeichert werden kann.

✻ Befeuchten Sie nur, wenn notwendig, vermeiden Sie Überwässerung.

✻ Je nach Wachstumsbedingungen kann das Weizengras nach zwölf bis vierzehn Tagen bei einer Höhe von ungefähr 15 cm geerntet werden. Ernten Sie das Weizengras nur einmal, auch wenn das Weizengras kräftig nachwächst. Beim zweiten Wachstum ist nicht mehr genügend Energie im Weizengras gespeichert.

✻ Wenn sich die Grasspitzen gelb färben, findet aufgrund von Nährstoffmangel ein Abbauprozeß statt. Entweder Sie verwenden künftig zur Anpflanzung mehr Erde oder Sie ernten frühzeitiger.

✻ Im Garten ausgesät, kann Weizengras nach 30 Tagen geerntet werden. Geerntet wird Weizengras mit einem Messer oder einer Schere. Auszupfen der Grasbüschel mit den Fingern ist die schonendste Erntemethode.

✻ Weizengras richtig angepflanzt schmeckt süß und aromatisch. Fader oder bitterer Geschmack signalisiert, daß minderwertige Erde verwendet wurde. Versetzt man das Gießwasser mit Algenpulver, gewinnt man einen besonders süßen Weizengrassaft.

✻ Entwickelt sich Mehltau an den Wurzelansätzen, hat dies keinen Einfluß auf die Qualität, sollte aber vor dem Kauen oder Saften besser abgewaschen werden.

✻ Das übriggebliebene Wurzelgeflecht können Sie zur Kompostbereitung verwenden.

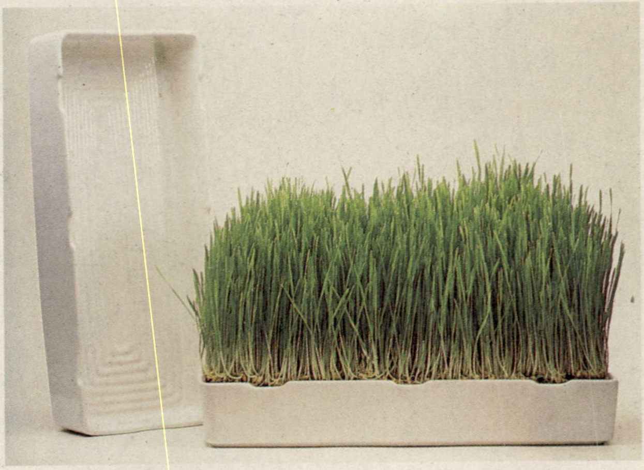

Foto: Keramik-Pflanzschale zur Anzucht von Weizengras mit Erde.

ANDERE GRASSÄFTE

Inzwischen haben wir Erfahrungen mit Säften von anderen Getreidegräsern sammeln können.

GERSTENGRASSAFT
mit seinen Bitterstoffen ist geschmacklich gewöhnungsbedürftig, aber zur Regeneration der Leber und zur begleitenden Candida-Antipilzdiät unübertroffen.

Bei Brustkrebs sollte wegen hormoneller Wirkungen eine Chlorophyllsaftdiät nur mit frischgepreßtem Gerstengrassaft durchgeführt werden.

Verwenden Sie bei der Anzucht von Gerstengras keimfähige Nacktgerste oder ungeschälte Spelzgerste aus kontrolliert- ökologischem Anbau. Beachten Sie, daß die Ankeimzeit der Gerste mindestens vier Tage beträgt. Also nicht ungeduldig werden, wenn sich der Sproß nach zwei bis drei Tagen noch nicht zeigt.

DINKELGRASSAFT
zeichnet sich nicht nur durch einen angenehmen Geschmack aus. Die gute Reinigungswirkung auf den Darm ist schnell spürbar. Dinkel zählt zu den Urgetreiden und besitzt starke Ordnungskräfte, dies gilt umsomehr für Dinkgelgrassaft. Deshalb empfehle ich Ihnen mit Ausnahme von Brustkrebs, bei allen Krebsarten, eine Dinkelgrassaft-Diät vorzuziehen.

Am besten eignet sich der noch unverzüchtete Rotkorndinkel zur Graszucht, der auch den höchsten Selengehalt vorweisen kann. Damit die Dinkelgraszucht sicher gelingt, verwenden Sie Spelzdinkel aus kontr.-ökol. Anbau.
Die Graszucht mit entspelztem Dinkel ist uns nicht gelungen.

Versuche mit anderen Getreidegräsern waren nicht befriedigend. Weizen, Gerste und Dinkel sind die am besten geeigneten Getreidesorten zur Anzucht von Getreidegräsern.

EMPFEHLUNGEN FÜR DIE EINNAHME VON WEIZENGRASSAFT

Weizengrassaft schmeckt süß und herb. Sein Aroma erinnert an eine frisch gemähte Wiese. Diese graseigene Geschmacksnuance ist vollkommen neu und anfangs gewöhnungsbedürftig.

Das Kauen von Weizengras ist die beste Art der Einnahme, weil dadurch der Weizengrassaft gut eingespeichelt wird und das Kauen die Magensäfte zum Fließen bringt. Die ausgekauten Grasfasern aus Zellulose sind unverdaulich und werden ausgespuckt.

Ein spezieller Weizengras-Safter trennt den Saft von den unverdaulichen Fasern. Mit einem Weizengras-Safter können gleichzeitig auch Keimlinge und rohes Gemüse für grüne Mixgetränke zu Saft verarbeitet werden. Diese Saftmaschine kann das wichtigste Küchengerät in Ihrem Haushalt werden. Wenn Sie Weizengrassaft therapeutisch nützen wollen, leistet ein Weizengras-Safter unschätzbare Dienste.

Zum Entsaften darf kein Mixgerät verwendet werden, denn die schnell drehenden Messer lassen das Chlorophyll oxydieren.

Der frischgepreßte Weizengrassaft ist leicht verderblich und muß umgehend getrunken werden.

1–2 Teelöffel Weizengrassaft sind anfangs ausreichend. Die Saftmenge kann langsam auf 150 ml gesteigert werden. Trinken Sie immer nur so viel, daß Sie sich noch wohl fühlen. Wenn Sie zu Beginn zuviel Weizengrassaft auf einmal trinken, werden Sie sich unbehaglich fühlen. Ursache sind die Giftstoffe in Ihrem Körper, welche durch die reinigende Wirkung des Weizengrassaftes gelöst und über den Blutkreislauf zur Ausscheidung gebracht werden.

Unbehaglichkeit nach einem Weizengrastrunk ist aber auch ein Zeichen dafür, daß Sie zur inneren Reinigung Weizengrassaft über einen längeren Zeitraum benötigen.

Von Vorteil ist es, 30 Minuten vor der Einnahme ein Glas lauwarmes Quellwasser mit einem Eßlöffel Zitronensaft und einem Teelöffel roher Zuckerrohrmelasse zu trinken. So werden die angesammelten Schleimstoffe im Magen ausgespült und das Unbehagen abgeschwächt.

Zwecks besserer Aufnahme nehmen Sie Weizengrassaft immer eine Stunde vor oder zwei Stunden nach den Mahlzeiten ein!

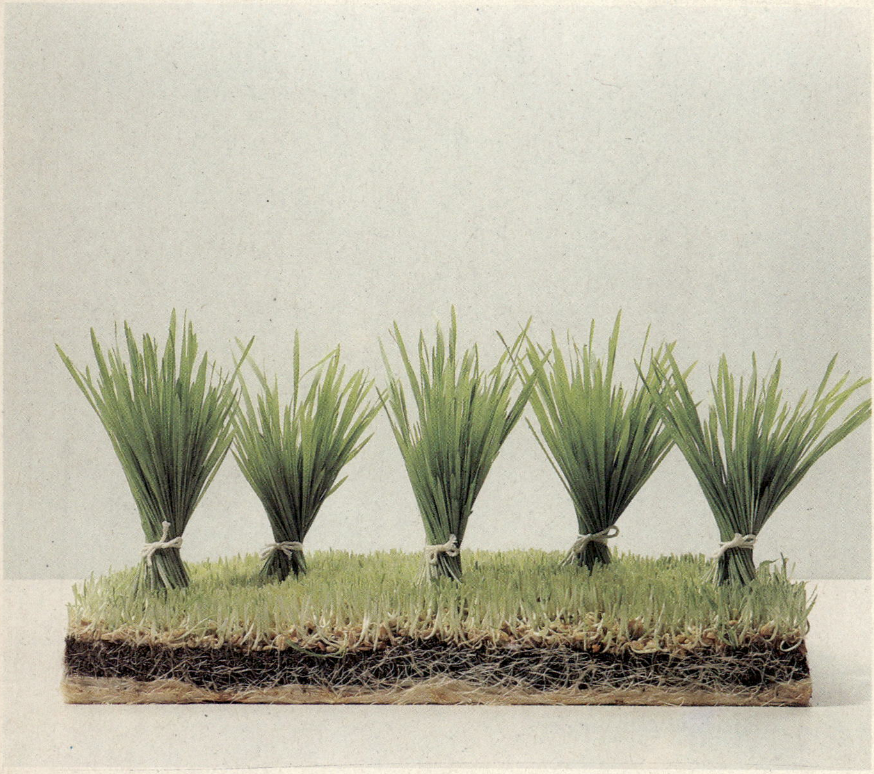

DER WEIZENGRAS-SAFTER

Für den therapeutischen Einsatz von Weizengrassaft ist die Verwendung eines speziell entwickelten Safters empfehlenswert. Der Weizengras-Safter preßt das Weizengras und trennt den Saft von den unverdaulichen Pflanzenfasern. Bei einer Saftausbeute von ungefähr 90 % erhält man von 100 g Weizengras 90 ml Weizengrassaft.

Der solide, handgetriebene Weizengras-Safter ist aus hochwertigem, rostbeständigem und langlebigem Gußstahl gefertigt. Einfach in der Handhabung und leicht zu reinigen kann der Weizengras-Safter an jedem Küchentisch festgemacht werden.

Die Verwendungsmöglichkeiten eines Weizengras-Safters sind sehr vielseitig. Außer Weizengras können auch alle Arten von Keimlingen und Wurzelgemüsen zu Saft verarbeitet und mit Weizengrassaft gemischt werden. Gemüse roh oder gekocht, eingeweichte Nüsse, Samen oder Getreidekörner können für Babys und Zahnkranke oder bei Verdauungsbeschwerden zerkleinert oder püriert werden.

Durch die schonende Verarbeitung mit dem Weizengras-Safter werden hochwertige Lebensmittel nicht überhitzt und oxydieren auch nicht, wie dies bei schnelldrehenden elektrischen Geräten der Fall ist.

Einen Weizengras-Safter erhalten Sie in allen Fachgeschäften für gesunde Ernährung oder direkt beim Verlag Ernährung & Gesundheit, Leostraße 14, 81375 München

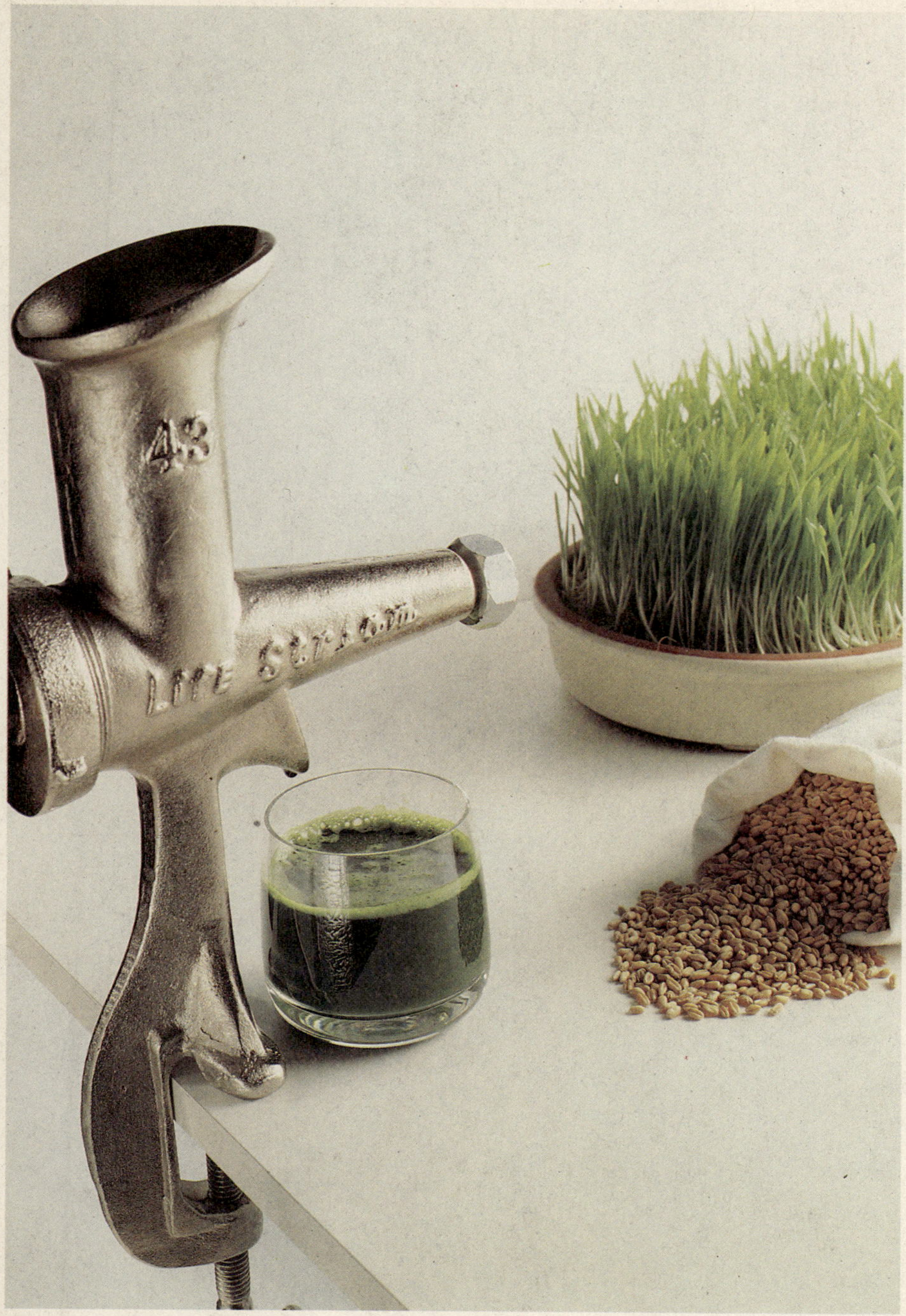
43

GRÜNE MIXGETRÄNKE

Weizengrassaft kann mit frischgepreßten Gemüsesäften von Karotten, Sellerieknollen, Sellerieblättern, Rote Beete, Rettich, Fenchelknollen, Kohlblätter, Paprikaschoten und Gurken gemischt werden.

Grüne Sprösslinge von Buchweizen, Sonnenblumenkernen, Rettich und Radieschen, Senf, Kresse, Alfalfa, Leinsamen und Hanf eignen sich ebenfalls dazu, mit Weizengras versaftet zu werden und bringen neue Geschmacksvarianten.

Fruchtsäuren würden das kostbare Chlorophyll zerstören, deshalb eignen sich Obstsäfte von reifen Früchten mit geringem Säuregehalt besser zum Mischen mit grünen Grassäften. Empehlenswert sind: Äpfel, Birnen, Mango, Papaya oder Ananas mit frischen Minzeblättern.

Auf keinen Fall sollten saure Zitrusfruchtsäfte mit grünen Säften gemischt werden.

Zur Gewöhnung an den neuen Grasgeschmack empfiehlt es sich, Weizengrassaft mit stillem Quellwasser zu verdünnen.

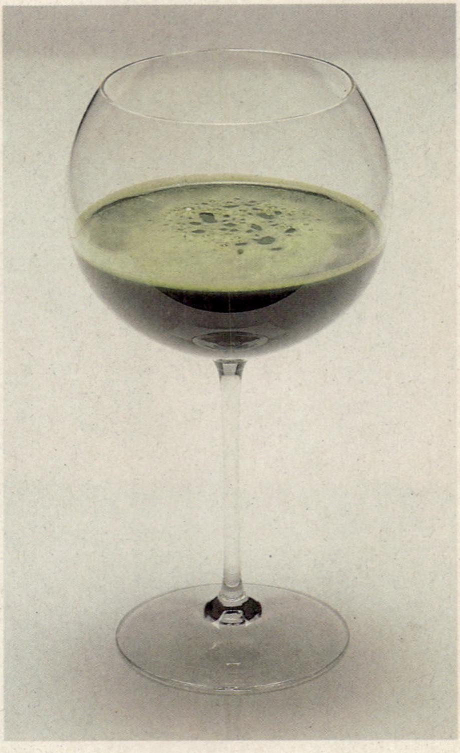

WEIZENGRAS IN DER KÜCHE

Junge, noch zarte Weizengras-Schößlinge können wie Schnittlauch feingeschnitten auf Vollkornbrot gegessen werden. Ebenso werden Salate, Suppen und Soßen mit feingeschnittenen Weizengras-Schößlingen aufgewertet. Bestreuen Sie auch warme Gerichte mit jungem, feingeschnittenem Weizengras.

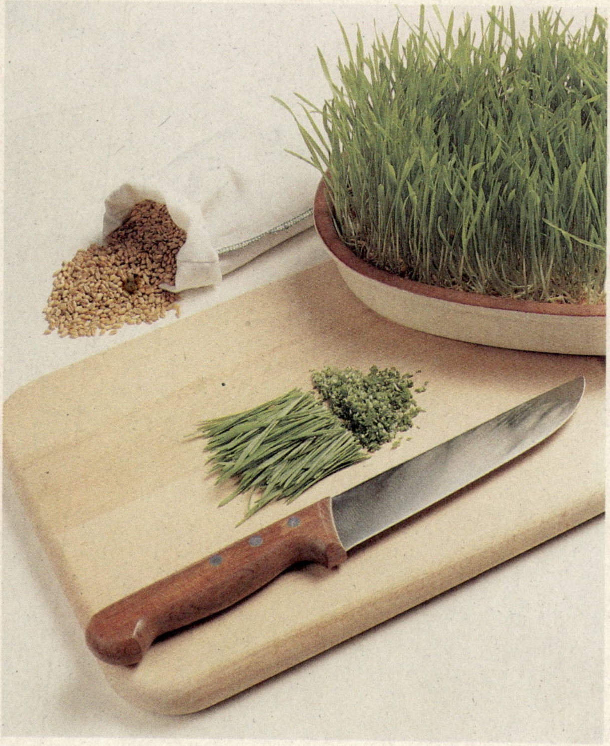

NICHT NUR DURCH DAS BROT ERNÄHRT UNS DER WEIZEN

Es ist die Erdenmutter, die unsere Körper versorgt, denn wir sind aus ihr geboren und haben unser Leben in ihr. So versorgt sie uns mit Nahrung in jedem Grashalm, den wir mit unseren Händen berühren. Denn wahrlich ich sage euch, denn nicht nur durch das Brot ernährt uns der Weizen. Wir können auch das zarte Gras essen, auf daß die Kraft der Erdenmutter in uns eintrete. Aber kaut die Halme gut, denn der Sohn des Menschen hat andere Zähne als die Tiere, und nur wenn wir gut kauen, kann der Engel des Wassers in unser Blut eintreten und uns Kraft geben. Eßt denn o Söhne des Lichts, von diesem vollkommenen Kraut auf der Tafel unserer Erdenmutter, auf daß eure Tage auf dieser Erde lang währen mögen, denn dies ist den Augen Gottes wohlgefällig.

Quelle: Dr. E. B. Székely
Das geheime Evangelium der Essener
Schriften der Essener – Buch 4, Seite 25
Verlag Bruno Martin – Südgellersen

WEIZENGRASSAFT IN DER SCHWANGERSCHAFT UND IN DER STILLZEIT

Vor Beginn einer Schwangerschaft sollten Anstrengungen unternommen werden, Gifte im eigenen Körper abzubauen. Während einer Schwangerschaft würden Maßnahmen zur Entschlakkung den Abbau der Fettreserven, der Übergang der Stoffwechselgifte ins Blut und damit die Gefahr der Schädigung des Fötus zur Folge haben.

Durch gezielte Ernährung mit ökologisch angebauten, schadstoffarmen Lebensmitteln bei gleichzeitiger Einnahme von Weizengrassaft, kann der Körper entschlackt und für die Empfängnis vorbereitet werden. Dabei kann Weizengrassaft mit seinem Reichtum an Fruchtbarkeitsvitaminen die Empfängnisfähigkeit erheblich steigern.

Pasteurisierte Kuhlmilch mit geschädigten Proteinen ist ein Säurebildner und entzieht Knochen und Zähnen Kalk, um das Säure-Basengleichgewicht herzustellen. In der Schwangerschaft ist Weizengrassaft eine vorzügliche Nahrungsergänzung mit kuhmilchähnlichem Calziumgehalt, der tatsächlich zur Einlagerung in Skelett und Zähne zur Verfügung steht.

Während der Stillzeit, kann durch die Einnahme von Weizengrassaft, die Qualität der Muttermilch verbessert werden.

Vergleichende Untersuchungen von Muttermilch, durchgeführt von den "Chemischen Landesversuchsanstalten" in Baden-Württemberg ergaben, daß bei konsequent vegetarischer Vollwerternährung mit Nahrungsmitteln aus ökologischem Anbau die Belastungen an Pestiziden und Schwermetallen gravierend niediger gehalten werden konnten. Muttermilch von Raucherinnen enthielt die doppelte Menge des Zellgiftes Cadmium.

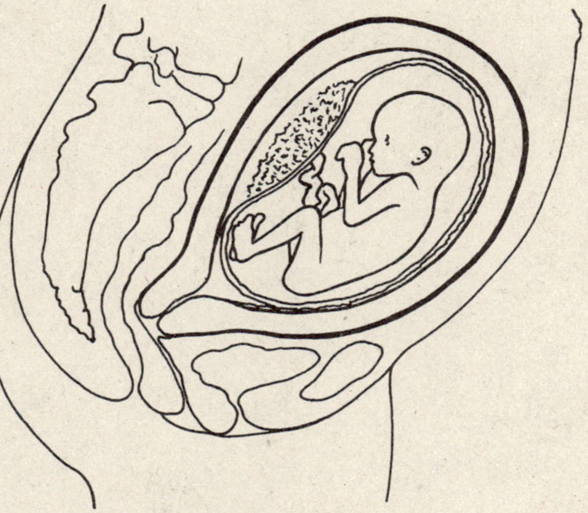

Ab dem 13. Lebensmonat erhalten Säuglinge einen Teelöffel Weizengrassaft mit etwas Quellwasser verdünnt. Die Saftmenge kann nach und nach erhöht werden.

Weizengrassaft regelmäßig verabreicht, sichert bei Kindern optimale Blutwerte und eine gute Calciumeinlagerung in den Zähnen sowie dem Knochengerüst. Durch die gestärkten Immunkräfte sind Kinder weniger anfällig gegen Infektions- und Erkältungskrankheiten.

Mit Weizengrassaft versorgte Kinder überstehen Kinderkrankheiten allgemein viel leichter, ohne kritische Phasen und ohne belastende Folgeschäden. Ihr Blut ist gesünder und mit weniger Giftstoffen belastet; eine von Kinderkrankheiten ausgehende innere Reinigung kann natürlich und problemlos verlaufen.

Geben Sie Ihren Kindern Weizengrassaft zur Verringerung des Bleigehaltes im Blut, damit die Vitamin-D-Umwandlung nicht gestört wird. Vitamin-D-Mangel fördert Rachitis.

Überaktive Kinder haben immer einen höheren Bleianteil im Blut. Bei Lernschwierigkeiten, Verhaltensstörungen und Störungen der Bewegungsabläufe kann Weizengrassaft ebenso eingesetzt werden wie zur Stärkung der Willenskräfte.

WEIZENGRASSAFT
ZUR STÄRKUNG DES IMMUNSYSTEMS

Ein funktionierendes Abwehrsystem ist eine gute Garantie dafür, daß virale und bakterielle Attacken abgewehrt, Pilze, freie Radikale, Fremdkörper und Gifte unschädlich gemacht und Strahleneinflüsse neutralisiert werden, bevor es zu Zellschäden oder Zellzerstörung kommen kann.

Voraussetzung für ein intaktes Immunsystem sind gesunde Darmschleimhäute mit positiver Darmkeimbesiedelung, denn 80 % der Immunkräfte hängen vom Zustand der Darmfunktion ab. Ebenso ist das Lymphsystem, die Milz, weiße Blutkörperchen und verschiedene Abwehrzellen am System beteiligt, wobei die lymphozytenreiche Thymusdrüse wahrscheinlich die Steuerung übernimmt. Nach der Pubertät beginnt die Thymusdrüse sich zurückzubilden, die Immunkraft wird mit zunehmendem Alter schwächer.

Bei den meisten Menschen ist das Abwehrsystem geschwächt. Anzeichen dafür sind: Magen-Darmstörungen, häufige Erkältungen, Infektionen, Pilzerkrankungen, Atembeschwerden, Hautinfektionen, Schlafstörungen.

<u>Immunschwächende Faktoren:</u>
Mangelernährung, chemische Zellgifte, Bewegungsmangel, zellschädigende Strahlungen, Elektrostreß, Alkohol, Antibiotika, Enzymmangel, Schlafmangel, Überforderung, Schwermetallbelastungen, negativer seelischer Streß.

<u>Immunstärkende Faktoren:</u>
Vollwertige Ernährung mit einem hohen Anteil unerhitzer Lebensmittel, Schlaf vor Mitternacht, leichte sportliche Betätigung, seelische Ausgeglichenheit, Lachen, Freude am Leben.

<u>Die wichtigsten immunstärkenden Nährstoffe:</u>
Bioflavonoide (Vitaminhilfsstoffe), Enzyme, die Vitamine A, C, Beta-Carotin, E, die Mineralstoffe Zink u. Selen.

Weizengrassaft mit seinem Vitalstoffreichtum ist das natürlichste, immunstärkende Elexier!

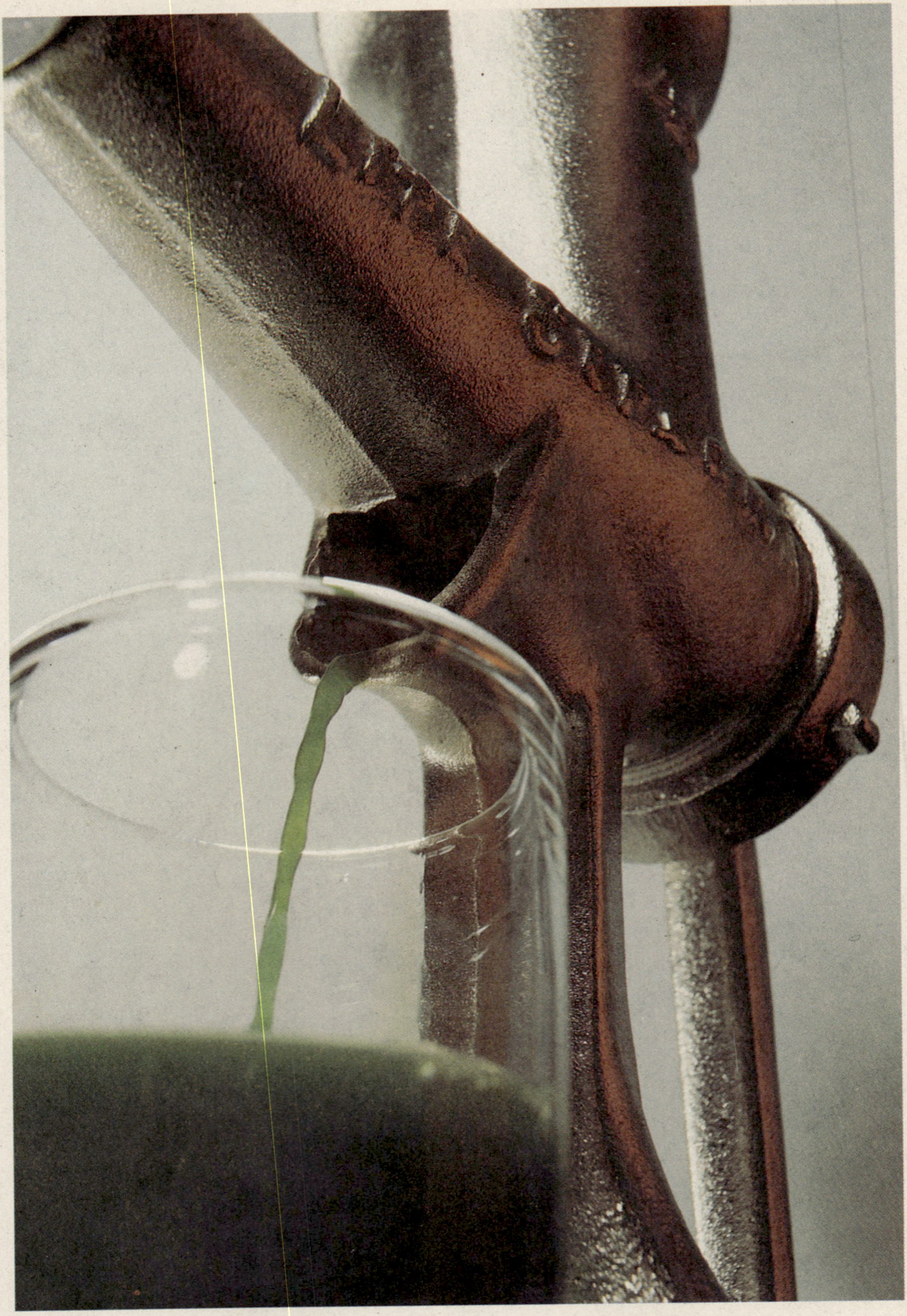

Die radioaktive Strahlung steigt täglich!
Weltweit über 490 Kernkraftwerke sowie mehrere Wiederaufbereitungsanlagen sorgen für die Zunahme der radioaktiven Belastung. Röntgenstrahlen, ja sogar Fernseher, schicken ihre zellfeindlichen Strahlen. Baustoffe oder das Erdreich können große Mengen radioaktives Radon freigeben und in Wohnräumen zu hohen Strahlenbelastungen führen. Nicht erst seit Tschernobyl sind wir der zellzerstörenden Energie ausgesetzt. Anfang der 60er Jahre wurde durch den Atombomben-Fallout etwa 5000 Bq Cäsium 137 und 3000 Bq Strontioum 90 pro m^2 in unseren Breiten abgelagert. Tschernobyl hat uns die doppelte bis sechsfache Belastung beschert.

Die Strahlenkonzentration ist in Großstädten am höchsten. Radioaktive Strahlung zerstört das Leben in seiner kleinsten Manifestation, in der Zelle. Sie müssen wissen, daß jede radioaktive Strahlung zellschädigend, bei höherer oder Dauerstrahlung zelltötend wirken kann. Selbst bei geringer Dauerstrahlung ist die Zellschädigung nur eine Frage der Zeit. Krebs und Leukämie durch radioaktive Einflüsse hervorgerufen sind keine Seltenheit, besonders in der Umgebung von Kernkraftwerken und Wiederaufbereitungsanlagen sind sie eine traurige Realität. Doch jeder kann seine Abwehrkräfte stärken, um mit radioaktiver Strahlung besser fertig zu werden.

Angst vor Atomenergie schwächt sicherlich noch mehr als die Strahlung selbst. Besser wir übernehmen Verantwortung für unsere Gesundheit und stärken unsere Abwehrkräfte mit lebendiger, vollwertiger Nahrung und Weizengrassaft!

* Chlorophyll erhöht die Widerstandsfähigkeit gegen radioaktive Strahlung!

* Chlorophyll wird schnell vom Blut aufgenommen und fördert die Bildung neuer roter Blutkörperchen!

* Weizengrassaft fördert die Bildung der zur Verdauung notwendigen Milchsäure, welche ebenfalls Strahlenbelastungen vermindern hilft!

* Weizengrassaft beschleunigt die Zellneubildung.

* Trinken Sie vor und nach Röntgenbestrahlungen Weizengrassaft zur Vermeidung von Strahlenschäden!

* Meiden Sie radioaktiv hochbelastete Nahrungsmittel. Für Kinder sollte der Gehalt an Radionukleiden in Grundnahrungsmitteln 10 Bq nicht überschreiten. Für Erwachsene ist die Obergrenze von 30 Bq empfehlenswert. Durch die gezielte Aufnahme schadstoffarmer Nahrungsmittel nach Tschernobyl konnten beispielsweise die Mütter den Gehalt an Radionukleiden Cäsium 134 und Cäsium 137 in Muttermilch unter 5 Bq halten!
Quelle: Dr. E. Krüger, Umweltinstitut München.

* Enzyme in Weizengrassaft helfen bei der Erneuerung strahlengeschädigter Erbgutträger (DNS).

* Fünf Eßlöffel Weizengrassaft täglich genügen, um die momentan einwirkenden radioaktiven Einflüsse zu neutralisieren!

WEIZENGRASSAFT UND KREBS

Das Krebsgeschehen ist von komplexer Natur. Neben starken seelischen Dauerbelastungen, Umweltbelastungen und Erdstrahlen sind Fehlernährung und übermäßiger Konsum von Genußgiften Auslöser von Geschwulstkrankheiten.

Seit Jahrzehnten wird erfolglos nach Krebsheilmitteln geforscht. Mit Sicherheit können niemals solche gefunden werden, weil es nach meinem Verständnis "das Krebsheilmittel" nicht gibt. Die Heilung von Krebskrankheiten liegt nämlich in der Aktivierung des Abwehrsystems, in der Entgiftung der Zellen, in der Zuführung von gesunden Nahrungsmolekülen und in einem Lebenswandel, der göttliche Schöpfungsgesetze beachtet und ihnen vertraut. Dabei spielt es keine Rolle, um welche Krebsart es sich handelt.

Folgende Nahrungsmittel gelten als krebsgefährdend:
Gepökeltes, geräuchertes und gegrilltes Fleisch, alle Hochfettkäsesorten, alle raffinierte Öle und Fette.
Überkonsum von Salz verschiebt das Kalium/Natrium Verhältnis in der Zelle und erlaubt, daß Cancerogene leichter in das Zellinnere gelangen. Über die Gefahren unsachgemäßen Räucherns und Grillens sollte jeder durch die Medien informiert sein.
Krebs ist auch eine Eiweißspeicherkrankheit, vom Fleischkonsum ist unbedingt abzuraten. Es gibt andere und bessere pflanzliche Proteine (z. B. Spirulina Mikroalgen 70 % Protein, frischgezogene Keimlinge und Grünsprossen 12 - 18 % Protein, Weizengrassaft 20 % Protein), die das gesamte Spektrum lebenswichtiger Aminosäuren enthalten und sogar als Antikrebsnahrung bezeichnet werden können.
Raffinierte Fette sind arm an essentiellen Fettsäuren, lagern sich im Gewebe ab, behindern den Zellstoffwechsel und verhindern, daß ausreichend Sauerstoff in die Körperzellen gelangt.

Säuernde Nahrungsmittel und Getränke, die ein Krebskranker auch meiden sollte: Backwaren aus Weißmehl, alle zuckerhaltigen Speisen und Getränke, Kaffee, Schwarztee, alkoholische- und kohlensäurehaltige Getränke. Sie alle fördern die Azidose und bereiten das Milieu für jegliche Krankheit.

Basische Lebensmittel, die ein Krebskranker bevorzugen sollte: Grüne Salate, Getreidegrassäfte, Aloe Vera Saft kaltgepreßt, Aloe Vera Frischblätter, Wild- und Gartenkräuter, Spirulina Algen, Keimlinge und Grünsprossen, eingeweichte Mandeln, eingeweichte Meeresalgen, rohes Gemüse, rohes Obst, frischgepreßte Säfte von Obst und Gemüse, Energie-Suppenmix von Avocados, Keimlingen und Sprossen, getrocknete Getreidefladen (Essener Fladen), Lapacho Tee, Cat's Claw Tee.

Versuche in der Krebsforschung haben gezeigt, daß eine Ernährung mit vorwiegend erhitzten Nahrungsmitteln das Krebszellenwachstum fördert, wogegen eine Ernährung mit rohen Lebensmitteln die Krebszellen schrumpfen ließ. Dieselbe Erfahrung machte Dr. Ingrid Nolfi an ihrem eignen Körper. Ihr Tumor wuchs mit dem Anteil gekochter Nahrung, reduzierte sich mit dem Verzehr unerhitzer Lebensmittel.

Weizengrassaft enthält das Antikrebsvitamin B17 (Laetrile), die Zellschutzvitamine Beta-Carotin, C, und E, die Zellschutzmineralien Selen und Zink sowie Bioflavonoide als Vitaminhilfsstoffe zur besseren Verwertung von Vitaminen, dies alles in unvergleichbar höheren Dosierungen als herkömmliche Nahrungsmittel.

Der hochbasische Weizengrassaft ist in der Lage, das Säure-Basengleichgewicht herzustellen - eine absolute Notwendigkeit für übersäuerte Krebskranke, den Selbstheilungsprozeß einzuleiten. Weizengrassaft kann Verdauungsorgane säubern, Darmschleimhäute regenerieren, das Blut reinigen und die Qualität des Blutes verbessern. In der Folge werden Organe besser mit Nährstoffen versorgt, Stoffwechselschlacken leichter entlassen. Die Abwehrzellen mit mehr Schutzstoffen ausgestattet, können Krankheitserreger, "Freie Radikale" und Giftstoffe besser eliminieren, Krebszellen effektiver attackieren und auflösen.

Weizengrassaft gehört zu den besten Nahrungsergänzungen, um das Immunsystem zu stärken, damit die Selbstheilungskräfte wirken und Krankheiten besiegen können!

WEIZENGRASSAFT ZUR REPARATUR DER DNS

Obwohl nur wenige Moleküle in den Zellkern eindringen und die DNS angreifen können, kann sie durch UV-Strahlung, atomare Strahlung, Chemiegifte, Abgase, Pflanzenschutzmittel, Streß, Immunschwäche, Krankheit und Unterversorgung mit Enzymen geschädigt werden. Solange nur ein Strang der Doppelhelix geschädigt ist, kann der intakte Strang durch Verdoppelung repariert werden. Sind beide DNS-Spiralstränge in den Fortpflanzungszellen geschädigt, ist ein Defekt im Erbgut vorprogrammiert.

DNS-Schäden in den Körperzellen stehen in Zusammenhang mit Krebszellenproduktion, vorzeitigem Altern und Zelltod.

Den zelleigenen Reparaturmechanismus zu unterstützen ist auch für Sie eine notwendige Schutzmaßnahme!

In der Vergangenheit kannte die Wissenschaft kein einziges natürliches oder chemisches Mittel zur Anregung des DNS-Reparatursystems, bis Dr. Kubota in Japan das Enzym P4D1 in Weizengrassaft isolierte. Dieses außergewöhnliche Enzym ist in der Lage, die Stimulation des DNS-Reparatursystems in den Fortpflanzungszellen herbeizuführen - und nicht nur dies: Grasenzyme aktivieren den Aufbau der durch Röntgenstrahlung geschädigten Erbgutträger. Enzymreiche Grassäfte mindern außerdem zellschädigende Einflüsse radioaktiver Strahlung, bremsen den Alterungsprozeß, stabilisieren das Immunsystem und wirken dem Krebsgeschehen entgegen.

Der Magnesiumkern im Chlorophyllmolekül ist ein excellenter Lichtsammler und kann große Mengen Sonnenlicht speichern. Weizengrassaft mit seinem hohen Chlorophyllgehalt von ungefähr 70 % enthält ein ungewöhnliches Potential an Sonnenergie. Wenn Licht das organisierende, ordnungschaffende Prinzip repräsentiert, dann ist es leicht verständlich, daß das Lichtpotential in Getreidegräsern in der Lage ist, geschädigtes Erbgut zu reparieren. Außerdem wage ich zu behaupten, daß wir unseren Energiebedarf zu 1/3 mit Lichtenergie decken, die wir aus der Nahrung, über Haut und Augen beziehen.

Das Neue

Dies ist das große, heilige Neue,
das langsam keimt und wächst auf Erden,
die Ehrfurcht vor der Schöpfung Gottes,
vor der Natur und ihrem Werden.

Das ist die große Tugend,
Verantwortung für alles Leben,
zu lieben, was da wächst und atmet,
nach tief'rer Einsicht stets zu streben.

Hanna Schwarz

ALLE PFLANZEN DER GANZEN ERDE

Seht, ich habe euch alle Pflanzen der ganzen Erde, die Samen tragen, gegeben, und alle Bäume mit Früchten, die Samen bringen, zu eurer Speise.

Und jedem Tier der Erde und jedem Vogel in der Luft und allem Gewürm, das auf der Erde kriecht, das mit dem Atem des Lebens belebt ist, habe ich jedes grüne Kraut zur Nahrung gegeben.

Auch die Milch von allem was sich bewegt und auf der Erde lebt, soll Speise für euch sein, so wie ich die grünen Kräuter ihnen gegeben habe, gebe ich euch ihre Milch. Aber das Fleisch und das Blut, das es belebt, sollt ihr nicht essen.

Quelle: Dr. E. B. Székely
Das Friedensevangelium der Essener
Schriften der Essener – Buch 1
Verlag Bruno Martin, Südgellersen

WEIZENGRASSAFT ZUR AUSSCHEIDUNG GIFTIGER SCHWERMETALLE

Über die Atemluft und die Nahrungsmittelkette konsumieren wir zwangsweise giftige Schwermetalle. Die duldbare Obergrenze von Schwermetallen im Körper ist bei den meisten Zivilisationsmenschen erreicht oder teilweise schon überschritten.

Kinder sind besonders betroffen, denn sie nehmen die Schadstoffe leichter auf als Erwachsene. Großstädter und Bewohner von Industriegebieten sind stärkeren Belastungen ausgesetzt als die Landbevölkerung.

Doch sind wir auch dieser Situation nicht vollkommen hilflos ausgeliefert. Aminosäuren in Weizengrassaft beschleunigen den Zellstoffwechsel und fördern die Ausscheidung giftiger Schwermetalle.

✻ Täglich 4 Eßlöffel Weizengrassaft (mit Wasser verdünnt eingenommen) reduzieren die Schwermetallbelastungen und verbessern den Mineralstoffhaushalt bei Kindern wie bei Erwachsenen.

Schwermetalle lagern sich wie Mineralstoffe in den Haaren ein. Aufgrund von Haaranalysen konnte bei Kindern schon nach zweimonatiger Weizengrassaft-Therapie eine Verringerung der Schwermetallbelastung festgestellt werden. Gleichzeitig stieg die Aufnahme lebenswichtiger Mineralstoffe.

Blei (Pb) wird hauptsächlich über Innereien und die Atemluft (Autoabgase) aufgenommen. Erwachsene resorbieren 5–10 % des in Nahrungsmitteln enthaltenen Bleis, Kinder aber bis zu 50 %. 90 % der eingeatmeten Bleidämpfe werden von den Lungen aufgenommen.

Blei stört die Vitamin-D-Umwandlung, schädigt das zentrale Nervensystem; in der Folge entstehen Lernschwierigkeiten, Verhaltensstörungen, Störungen der Bewegungsabläufe, Minderung der Willenskräfte. Blei vermindert den Aufbau und die Lebensdauer roter Blutkörperchen und hemmt den Sauerstofftransport im Blut. Blei in Verbindung mit Cadmium zeigt fötusschädigende Wirkung.

Bei überaktiven Kindern wurde immer ein höherer Bleigehalt im Blut festgestellt. Wasserleitungen in Altbauten sind bleihaltig und sind beteiligt an der Bleizufuhr über das Trinkwasser. Deshalb sollte man morgens das über Nacht in den bleihaltigen Wasserleitungen abgestandene Wasser erst abfließen lassen.

Cadmium (Cd) wird über Phosphatdüngemittel und Klärschlamm auf die Felder und über die Nahrung in unseren Organismus eingeschleust. Cadmium ist ein weißes, glänzendes Schwermetall, das bei der Zinkgewinnung anfällt. Cd wird verwendet in der Galvanotechnik, zur Herstellung von Trokkenbatterien, Akkumulatoren, als Farbbeimischung (Rottöne), als Stabilisator für PVC.

Cadmium ist in Nahrungsmitteln gleichmäßig verteilt. Der saure Regen fördert die Pflanzenverfügbarkeit. Bei Schlachttieren sind die Innereien stark cadmiumbelastet. Über Nieren und Darm wird Cadmium ausgeschieden, hat aber eine relativ lange Halbwertzeit von 19 Jahren. Rauchen trägt zur Cadmiumaufnahme bei und verdoppelt die Belastung. Cd ist fötusschädigend sowie erbgutschädigend. Cd wird über die Muttermilch ausgeschieden, deshalb ist für schwangere und stillende Mütter die Auswahl schadstoffarmer Nahrungsmittel eine wichtige Vorsichtsmaßnahme. Alle ölhaltigen Samen (Mohn, Leinsamen, Sesam, Sonnenblumenkerne usw.) sind besonders prädestiniert, Cadmium aufzunehmen.

Quecksilber (Hg), das flüssige Metall, findet Verwendung zur Herstellung von Batterien, wird in der Elektronik und der chemischen Industrie eingesetzt. Sogar als Amalgam-Zahnfüllung wird dieses giftige Schwermetall in unseren Körper eingepflanzt.

Quecksilberdämpfe werden zu 80 %, anorganisches Quecksilber zu 7 % vom Körper aufgenommen.

Organische Quecksilberverbindungen sind besonders heimtückisch, da sich eine Vergiftung erst nach Wochen bemerkbar macht. Organisches Quecksilber wird zu 95 % vom Körper aufgenommen. Die allgemeine Quecksilberbelastung liegt zur Zeit an der duldbaren Obergrenze. Quecksilber gelangt leicht in die Muttermilch. Symptome von Quecksilbervergiftungen sind: Aufgeregtheit, Reizbarkeit, Konzentrationsunfähigkeit, Furchtsamkeit, Erschöpfung, Schwäche, Depressionen, Zittern, Sinnesbeeinträchtigungen, Nasenbluten, Augenschäden.

Arsen (As) ist ein chemisches Element und in größeren Konzentrationen ein krebserzeugendes Gift. Arsenhaltige Pestizide sind in der BRD nicht mehr erlaubt. Ein großer Teil des vom Menschen aufgenommenen Arsen stammt aus Meerestieren.

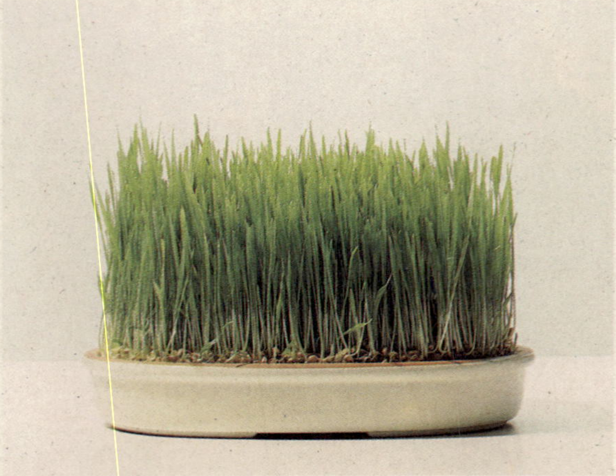

Der Körper des Menschen hat etwa 60 Billionen Zellen. Jede von ihnen besteht aus dem Zellkern, dem Plasma und der Membran. Sie stehen im ständigen Kampf gegen schädliche Umwelteinflüsse, für die der Mensch letztlich selbst verantwortlich ist, z.B. Smog, Nikotin, Strahlenbelastung, vergiftete Nahrung. Die Erhaltung der Zellen als kleinste Bausteine ist daher Voraussetzung für einen widerstandsfähigen und gesunden Körper.

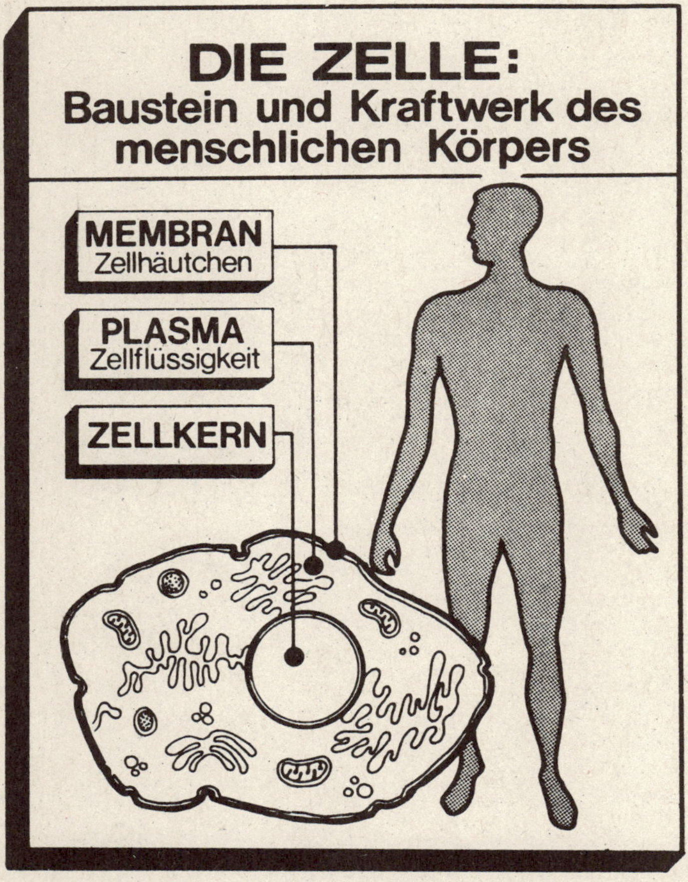

Licht ist Leben – und alle Grünpflanzen speichern in Form von Chlorophyll die lebenspendende Sonnenkraft. Deshalb nannte Dr. Bircher das Chlorophyll auch „konzentrierten Sonnenschein".

Durch die Photosynthese baut die Pflanze mit Hilfe des Sonnenlichtes aus Kohlendioxyd und Wasser energiereiche Nahrung auf. Diesen geheimnisvollen Aufbauprozeß hat die Wissenschaft bis heute nur zu einem kleinen Bruchteil erforscht.

Nicht nur die ausgewogene Zusammensetzung der Inhaltsstoffe entscheidet über die innere Qualität einer Nahrung, es sind auch die magnetischen, mikroelektrischen Energien, die ein Nahrungsmittel vollkommen machen. Nervenimpulse werden mit Hilfe dieser Niederspannungsenergie weitergeleitet, der rhythmische Schlag des Herzens in Gang gehalten, die Funktion der Gehirnströme ermöglicht, die Information der Zellen untereinander gewährleistet. Diese elektrischen Impulse verleihen uns Vitalität und Spannkraft. Frische, rohe Nahrungsmittel weisen den höchsten Gehalt elektrischer Energie auf. Je länger ein Nahrungsmittel gekocht, gelagert, oder sonstwie behandelt wurde, desto mehr Energie geht verloren.

Frisch gepreßter Weizengrassaft
gibt 95 % Energie und 5 % Verdauungsverlust

Rohe Früchte
geben 90 % Energie und 10 % Verdauungsverlust

Stärkenahrung
gibt 70 % Energie und 30 % Verdauungsverlust

Proteine
geben 30 % Energie und 70 % Verdauungsverlust

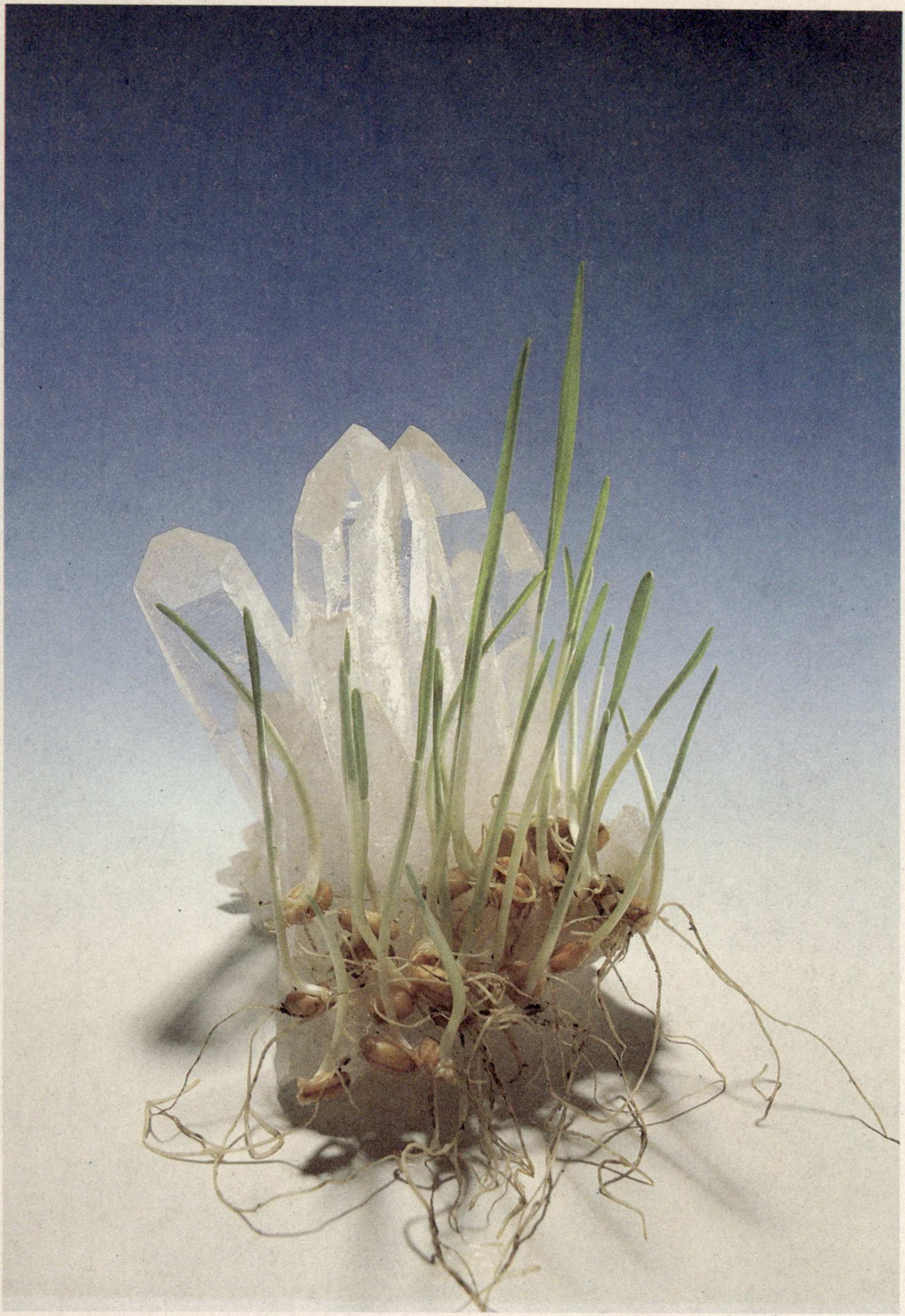

TOT ODER LEBENDIG?

Der Mensch ist das einzige Lebewesen, das seine Nahrung mit Hitze behandelt. Alle anderen Lebewesen verzehren ihre Nahrung im Urzustand. Darin liegt auch eine der Hauptursachen von Zivilisationskrankheiten.

Die Entdeckung des Feuers und dessen Mißbrauch zur Speisenzubereitung hat in der Entwicklung der Menschheit eine junge Geschichte. Die Menschen der Urzeit kannten das Feuer nicht. Tatsächlich leben noch heute einige Volksstämme von frischen Früchten, Pflanzen und Wurzeln ohne die bei uns bekannten Wohlstandskrankheiten.

VITAMINE sind hitzeempfindlich und werden durch Kochen je nach Dauer und Zubereitungsart mehr oder weniger zerstört.

ENZYME, die Zündfunken des Lebens setzen die Körperchemie in Gang. Enzyme sind temperaturempfindliche Eiweißverbindungen und zerfallen bei 40 °C, ab 70 °C ist keine Enzymtätigkeit mehr möglich. In Verbindung mit Mineralstoffen und Vitaminen sind Enzyme Spezialisten für komplizierte Auf- und Abbauvorgänge im Stoffwechsel. Ohne Enzyme bewegt sich kein Muskel, Nahrung kann nicht verdaut und in verwertbare Energie, Baustoffe oder Reserven umgesetzt werden. Selbst Wasser und Sauerstoff aus der Atemluft wird durch Enzyme erst verfügbar gemacht. Ohne die Tätigkeit von Enzymen müßten wir verhungern, verdursten oder ersticken. Enzyme werden verbraucht und müssen mit der Nahrung zugeführt werden.

MINERALSTOFFE UND SPURENELEMENTE werden durch den Kochprozeß unlöslich und können sich im Gewebe ablagern. In dieser Form stehen sie für ihre Aufgaben nur unzureichend zur Verfügung und trotz genügender Mineralsalzzufuhr entsteht eine Unterversorgung.

EIWEISS dient zum Gewebeaufbau oder als Energielieferant. Rohes Eiweiß ist in seinem Urzustand leicht verdaulich. Erhitztes Eiweiß ist in seiner Struktur verfestigt, geronnen, wie wir es beim gekochten Ei kennen und kann nur mit einem Mehreinsatz an Energie und der Bildung von Schlackenstoffen verdaut werden. Die Abbauprodukte von Eiweiß sind Säuren, Schlackenstoffe und Fäulnisgifte, die das Blut verdicken und belasten.

Dr. Kouchakoff beobachtete, daß mit dem Verzehr gekochter Nahrung eine doppelte bis vierfache Vermehrung der weißen Blutkörperchen einhergeht, um die giftigen Stoffwechselprodukte unschädlich zu machen.

FETT, ob tierischer oder pflanzlicher Herkunft, wird durch Erhitzen schwer verdaulich. Durch den Kochprozeß verändern sich die im Fett enthaltenen Mineralstoffe und können zur ordentlichen Verseifung der Fettmoleküle nicht mehr oder nur ungenügend beitragen. Natives (unerhitztes) Fett ist unentbehrlich zum Aufbau von Knochen, Muskeln, Organ-, Gehirn- und Nervenmasse. Die Kochküche mit erhitzten und chemisch denaturierten Fetten tötet den Körper und den Geist des Menschen.

KOHLENHYDRATE in gekochter Nahrung werden unzureichend durch das Speichelferment Ptyalin aufgeschlossen, weil die weichgekochte Nahrung zu hastigem Essen verleitet. Die unaufgeschlossenen und ungenutzten Kohlenhydrate bewirken im Dickdarm eine Gärung mit der Bildung von Kohlendioxyd, Alkohol und Essigsäuren. Die Gasbildung im Verdauungstrakt belastet über das Blut Herz und Kreislauf.

Obwohl manche Leute keinen Akohol trinken, haben sie eine rote Trinkernase, bedingt durch den im Dickdarm gebildeten Alkohol. Gründliches Kauen und Einspeicheln ist die beste Voraussetzung zur richtigen Verdauung von Kohlenhydraten.

Daß Rohkost zur Erhaltung der Gesundheit notwendig ist, bestreitet inzwischen niemand mehr. Über den Anteil unerhitzter Nahrung sind sich die Gelehrten jedoch uneins. Die Ansichten schwanken von mindestens 30 % bis mindestens 80 % Rohkostanteil an der täglichen Nahrung. Mit der Zeit wird jeder für sich selbst herausfinden, wieviel Rohkost er für sein Wohlbefinden benötigt.

Bei Krankheit ist jedoch immer ein erhöhter Rohkostanteil empfehlenswert – denn Rohkost ist immer **Heilnahrung!**

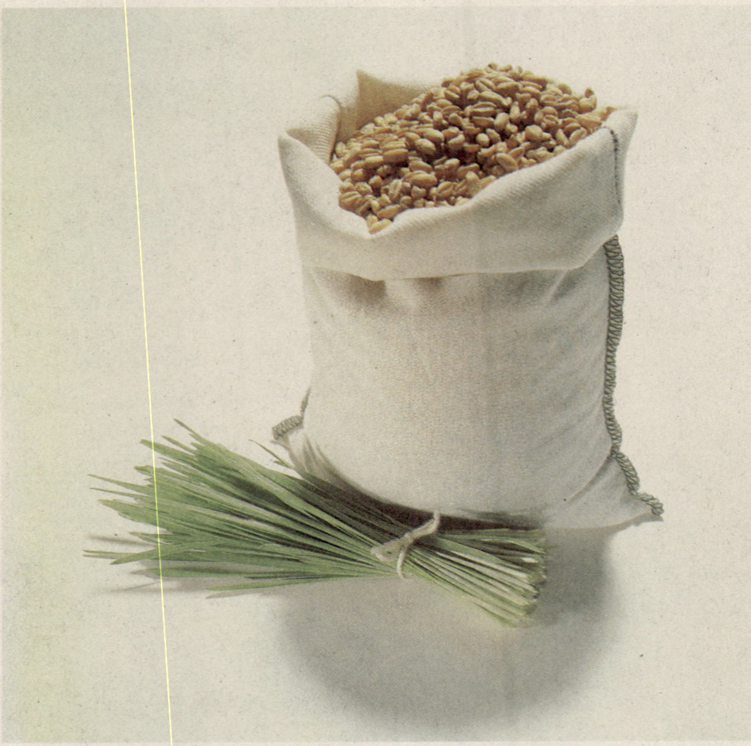

LEBEN KOMMT NUR VON LEBEN

Aber ich sage Euch: Tötet weder Mensch noch Tier, noch die Nahrung, die euer Mund aufnimmt.
Denn wenn ihr lebendige Nahrung eßt, wird sie auch beleben, aber wenn ihr eure Nahrung tötet, wird euch die tote Nahrung ebenfalls töten.
Denn Leben kommt nur von Leben, und vom Tod kommt immer nur Tod. Denn alles, was eure Nahrung tötet, tötet auch euren Körper. Und alles, was eure Körper tötet, tötet auch eure Seelen.
Und eure Körper werden, was eure Nahrung ist, so wie euer Geist das wird, was eure Gedanken sind.

Eßt darum nichts, was Feuer oder Frost oder Wasser zerstört hat. Denn gekochte, gefrorene und verfaulte Nahrung wird euren Körper ebenso verbrennen, erfrieren und verfaulen lassen.
Seid nicht wie der dumme Bauer, der auf seinem Feld gekochten, erfrorenen und verfaulten Samen aussäte. Und der Herbst kam, und seine Felder trugen nichts. Und seine Not war groß.
Sondern seid wie der Bauer, der lebendige Saat auf seine Felder säte und dessen Felder lebendige Weizenähren trugen, die ihn hundertfältig für den Samen belohnten, den er ausgesät hatte.

Denn wahrlich, ich sage euch, lebt nur durch das Feuer des Lebens und bereitet eure Speisen nicht mit dem Feuer des Todes, das eure Nahrung tötet, eure Körper und eure Seelen auch.

Quelle: Dr. E. B. Székely
Das Friedensevangelium der Essener
Schriften der Essener – Buch 1
Verlag Bruno Martin, Südgellersen

DIE URSACHE VON HERZKRANKHEITEN

Herzkrankheiten nehmen rapide zu und gehören heute zu den häufigsten Todesursachen besonders unter jungen Menschen. Die wirkliche Ursache aber liegt in der Übersäuerung durch Fehlernährung mit einem Zuviel an leeren Kalorien, tierischem Eiweiß und tierischem Fett. Die Hauptgefahr liegt im Verzehr von erhitztem, tierischem Eiweiß und ist der Blutverunreiniger und Übersäuerungsfaktor Nr. 1. Das mit Stoffwechselschlacken überladene, dickflüssige Blut ist extrem sauer. Darauf reagiert der Organismus und versucht die Säure im Blut mit Kalk zu neutralisieren, welcher sich in den Blutbahnen ablagert und diese verengt. Das dickflüssige Blut kann in den verengten Blutadern nicht mehr frei fließen. Die Darmgase verhindern letztendlich eine ausreichende Blutströmung – und wenn das Blut aufhört frei zu fließen, kommt es zum Herzstillstand. Unterstützt wird dieses Geschehen noch durch Bewegungsmangel, Streß, Ärger, Überarbeitung, Nikotin, Koffein und Alkohol.

Alle Genußgifte sind starke Zellgifte. Sie helfen nur, unseren Zustand für kurze Zeit zu vertuschen. Es ist besser, sich einige Zeit dieser Krücken zu enthalten, um die eigenen Fehler und Schwächen zu erkennen und an der Änderung seiner Lebensgewohnheiten arbeiten zu können.

✻ Täglich frisch gepreßten Weizengrassaft zur Förderung der Herzfunktion und zur Blutreinigung einnehmen. Vollwertkost mit 80 % Rohkost ist notwendig!

✻ Die Fähigkeit, sein „Herz“ zu öffnen, Liebe zu geben und Liebe anzunehmen, ist bei der Heilung von Herzkrankheiten ein wichtiger Faktor!

Schleimdrüsen in Mund, Lungen, Magen-Darm-Trakt und in den Atemwegen sondern einen klaren, dünnflüssigen Schleim ab. Dieser schützt die empfindlichen Schleimhäute vor Reizungen durch Flüssigkeiten und Gase. Im Magen-Darm-Trakt dient Schleim als Gleitmittel zur Erleichterung des Nahrungstransports und als Schutzmittel der Magen- und Darmwände.

Eiweißreiche, kohlenhydratreiche und gekochte Speisen bewirken eine starke Absonderung der Verdauungssäfte. Um die Schleimhäute vor den überreich vorhandenen Verdauungssäften zu schützen, produzieren die Schleimdrüsen Schleim im Übermaß. Zusammen mit den Verdauungssäften wird dieser Schleim zum unverdaulichen Eiweißschleim-Komplex, welcher durch Entwässerung immer fester wird und nun zur Verstopfung der Lymphgefäße beiträgt. Die Eiweißverteilung wird blockiert, der Sauerstoffwechsel gestört und die Verdauung der Nahrung behindert. Verfestigter Schleim in den Atmungsorganen bildet einen idealen Nährboden für Krankheitskeime. Stirnhöhlenentzündung, Husten, Erkältung, Grippe usw. gedeihen vorzüglich auf verschleimten Atemwegen.

Empfehlung bei Verschleimung

✻ Rohkostdiät mit Keimlingen, grünen Salaten, und Früchten für mehrere Tage einhalten. Alle fett-, eiweiß- und kohlenhydratreichen Nahrungsmittel in dieser Zeit meiden. Schnelle Hilfe bringt Fasten mit Zitronensaftgetränk und Weizengrassaft (siehe Fasten mit Weizengrassaft). Chlorophyll und Vitamin C lösen den festsitzenden Schleim, der über Nieren, Rachen und Nase ausgeschieden wird. Je nach Stärke der Verschleimung empfiehlt sich eine Fastendauer bis zu zwei oder drei Wochen.

WEIZENGRASSAFT FÜR ZÄHNE UND ZAHNFLEISCH

Die Zähne sind die härtesten Einlagerungen im Körper – deren Zerfall ist das letzte Signal einer ganzen Reihe von Abbauprozessen im Organismus.

Die Zahngesundheit ist abhängig von der Beschaffenheit des Blutes, weil die Zähne über das Blut aufgebaut und versorgt werden.

Die Qualität des Speichels wird bestimmt von der Qualität des Blutes und ist ebenso maßgebend für die Zahngesundheit. Übersäuertes Blut schafft einen saueren Speichel, der sauere Speichel greift den Zahnschmelz an und fördert die Kariesbildung.

Mit dem Verzehr von säurebildender Nahrung (Weißmehlprodukte, Zucker und zuckerhaltige Nahrungsmittel, erhitzte Nahrung, tierisches Eiweiß, Kaffee, Alkohol) wird mehr Calcium zur Neutralisierung der Säuren benötigt, welches andererseits zum Aufbau und zur Erhaltung der Zähne fehlt. Hinzu kommt, daß denaturierte Mangelnahrung von sich aus nicht die ausreichende Menge Vitalstoffe enthält, die jedoch zur Verstoffwechselung der Nahrung notwendig sind.

Zahnerhaltend sind unerhitzte und basenreiche Nahrungsmittel, möglichst aus kontrolliert-biologischem Anbau. Sie enthalten die zur Versorgung notwendigen Vitalstoffe, schaffen ein basenreiches Blut und ebensolchen Speichel.

Empfehlungen

✻ Bei beginnendem Zahnverfall basenüberschüssige, rohe Nahrungsmittel bevorzugen. Genuß von Zuckerprodukten, Weißmehlbackwaren, tierischen Produkten und erhitzten Nahrungsmitteln einschränken.

✻ Kauen Sie täglich ein Büschel Weizengras zu Verhütung von Karies.

✻ Zur Linderung von Zahnschmerzen Weizengrassaft auf einen Wattebausch träufeln und auf den betroffenen Zahn legen.

✻ Bei Zahnfleischentzündung auch im fortgeschrittenen Stadium hat sich die Behandlung mit Weizengrassaft bewährt: Weizengrassaft fünf Minuten im Mund halten oder Weizengrasbrei mit Weizengrassaft getränkt auf den betroffenen Bereich legen.

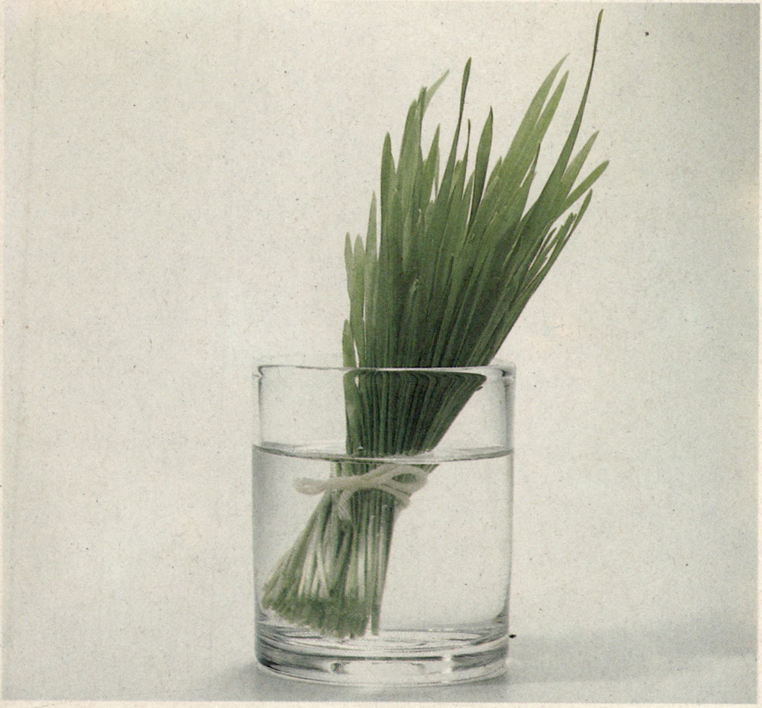

Chlorophyll beschleunigt die Bildung von neuem Zellgewebe. Durch die desinfizierenden Eigenschaften von Weizengrassaft heilen Entzündungen schneller ab. Die Heildauer wird um ungefähr 25 % verkürzt.

Empfehlungen

✻ Umschläge mit Weizengrassaft zur Schmerzlinderung und Beschleunigung der Heilung können angewendet werden bei:

eitrigen Entzündungen
Insektenstichen
Verbrennungen
Verletzungen
Quetschungen
Schürfungen

✻ Trinken Sie Weizengrassaft bei Schuppenflechte, Hautausschlag, unreiner Haut sowie bei allen Gewebsveränderungen.

✻ Hauttransplantationen mit Weizengrassaft behandelt, heilen besser und schneller.

✻ Verwenden Sie Weizengrassaft äußerlich zur Hautreinigung oder als Badezusatz.

✻ Zur Beseitigung von Schuppen Weizengrassaft in die Kopfhaut einmassieren, einige Minuten einwirken lassen, danach mit lauwarmem Wasser ausspülen. Auf salzarme Diät achten.

WEIZENGRASSAFT BEI BLUTKRANKHEITEN UND BLUTARMUT

Chlorophyll, das grüne Pflanzenblut ist in seinem Molekularaufbau dem menschlichen Blut ähnlich. Der Unterschied besteht nur darin, daß das Chlorophyll einen Atomkern aus Magnesium besitzt, das Hämoglobin einen Atomkern aus Eisen. Durch die Kombination von Chlorophyll und Eiweiß entsteht Hämoglobin. 75 % unserer Zellen bestehen aus Hämoglobin. Blutbildung und Blutgesundheit stehen in direktem Zusammenhang mit dem Verzehr grüner Pflanzennahrung.

✻ Bei allen Blutkrankheiten ist Weizengras zur Verbesserung der Blutwerte empfohlen.

✻ Weizengras ist ein hervorragendes Blutreinigungsmittel.

✻ Ein Großteil der Bevölkerung leidet an Eisenmangel. Weizengrassaft trägt zur Versorgung mit leicht aufnehmbarem Eisen und allen wichtigen Mineralstoffen und Spurenelementen bei.

✻ Übersäuertes Blut wird durch basenreichen Weizengrassaft ausbalanciert.

Der Zustand der Zähne, der Knochen, Versorgung der Körperzellen mit Nährstoffen, Entsorgung der Körperzellen mit Stoffwechselgiften, Versorgung der inneren Organe, der Nerven und des Gehirns, das seelische Wohlbefinden, Charakterstärke, also unser gesamter Gesundheitszustand ist abhängig von der Qualität des Blutes!

Der Blutstrom ist als Träger der Lebenskraft die Brücke zwischen Geist und Körper!

✻ Außer giftigen Schwermetallen werden durch den Genuß von Weizengrassaft Harnsäurekristalle gelöst und ausgeschieden, welche durch eiweißreiche Fleischkost in Gelenken und Nieren abgelagert wurden.

✻ Magen- und Darmgeschwüre können durch die Einnahme von Weizengrassaft geheilt werden.

✻ Bei Halsentzündung mindestens fünf Minuten mit Weizengrassaft gurgeln.

✻ Mundgeruch wird durch Kauen von Weizengrassaft beseitigt.

✻ Weizengrassaft fördert die Verdauung, sorgt für geregelten Stuhlgang und hilft bei Verstopfung.

✻ Einläufe mit Weizengrassaft entgiften und regenerieren den Dickdarm.

✻ Ein Augenbad mit verdünntem Weizengrassaft (1 Teil Weizengrassaft auf 1 Teil Quellwasser) hilft bei entzündeten und überanstrengten Augen. Ein leichtes Augenbrennen während des Badens ist ganz normal und ungefährlich.

✻ Weizengrassaft hat einen hohen Sättigungswert. Mit Weizengrassaft kann der Appetit auf natürliche Weise gezügelt werden.

✻ Weizengrassaft hilft Drogenrückstände im Körper abzubauen.

✻ Bei Müdigkeit machen die Vitamine in Weizengrassaft ganz schön munter.

* Weizengrassaft unterstützt die Herztätigkeit, das Kreislaufsystem und die Funktion aller Organe.

* Weizengrassaft fördert die Lungenaktivität.

* Die schädliche Wirkung von Kohlenmonoxyd aus Auspuffabgasen und Industrieanlagen auf die Zellatmung wird durch die Einnahme von Weizengrassaft verringert, weil die Produktion der roten Blutkörperchen angeregt wird.

* Bei Ohrenschmerzen einen Wattebausch mit Weizengrassaft beträufeln und behutsam in den Gehörgang einführen. Weizengrassaft desinfiziert und lindert die Schmerzen.

* Weizengrassaft fördert die Fruchtbarkeit bei Mann und Frau durch hohen Vitamin-E-Gehalt und gilt als besonderes Verjüngungsmittel.

* Bei Infektionen im Intimbereich Weizengrassaft auf die infizierten Bereiche sprühen.

* Scheidenspülungen mit Weizengrassaft helfen bei Entzündungen und Infektionen.

* Weizengrassaft wirkt vorzeitigem Ergrauen der Haare entgegen.

* Eine Kopfmassage mit Weizengrassaft beseitigt Schuppen. Anschließend die Haare gut mit lauwarmem Wasser spülen.

* Diabetiker können mit Hilfe von Weizengrassaft die Bauchspeicheldrüsenfunktion stärken und Kohlenhydrate besser verwerten.

* Trinken Sie Weizengrassaft zur Reduzierung von Bluthochdruck, zur Verbesserung Ihres körperlichen und seelischen Wohlbefindens ebenso, wie zur Anregung der Herztätigkeit sowie aller inneren Organe und Einsonderungsdrüsen.

Wenn unser Körper von sich aus mit der Verschlackung nicht mehr fertig wird, ist eine gründliche Reinigung des gesamten Organismus durch Nahrungsenthaltung und Ausscheidung der Stoffwechselgifte notwendig, damit die Eigenheilkräfte wirksam werden können. Viel Ruhe, angenehme Umgebung, kurze Sonnenbäder und kleine Spaziergänge fördern den Heilerfolg. Mit der Entgiftung der Körperzellen, der Gedärme, der Atemwege und des Blutes geht eine seelisch-geistige Reinigung einher.

Während des Fastens muß täglich eine Darmreinigung (Klistier) mit warmem Wasser durchgeführt werden. Alte, übelriechende Ablagerungen müssen von den Darmwänden abgespült werden, um eine Selbstvergiftung über die Darmwände zu verhindern. Nur wenn der Dickdarm gründlich gereinigt ist, sind Einläufe nicht mehr notwendig. Ein kurzes Warmbad genügt dann, um die Entgiftung über die Haut zu fördern.

Eine ausreichende Flüssigkeitszufuhr (mindestens 1–2 l pro Tag) sorgt für die Ausschwemmung der Stoffwechselschlacken über die Nieren.

Fußbäder unterstützen die Reinigung über die Füße, dem tiefsten Punkt unseres Körpers, wo sich viele Schlacken ansammeln. Die Bildung von Hornhaut an den Füßen sowie übelriechender Fußschweiß ist ein Zeichen dafür und gründet im Verzehr von überwiegend gekochter, schleimbildender Nahrung und Milchprodukten.

Für ein Fußbad füllen Sie eine kleine Wanne mit heißem Wasser, so heiß wie sie eben noch ertragen können, geben eine Handvoll Meersalz dazu und baden darin Ihre Füße für 20 Minuten.

Eine Bürstenmassage am ganzen Körper fördert die Ausscheidung über die Haut – ein rauhes Handtuch erfüllt denselben Zweck. Die tägliche Dusche spült die ausgeschiedenen Giftstoffe von der Haut.

Die ersten Fastentage sind am schwierigsten und erfordern viel Selbstdisziplin und Willenskraft, sich der verlockenden Nahrung zu enthalten. Am dritten Tag kommt es meistens zu einer Krise mit den verschiedensten Symptomen, da die gelösten Giftstoffe in den Blutkreislauf übergehen und Kopfschmerzen, Kreislaufstörungen oder Unwohlsein verursachen. Die Auswirkungen sind bei jedem Menschen verschieden. Ab dem vierten Tag, wenn ein Großteil der Giftstoffe ausgeschieden ist, fühlt man sich mit jedem Tag besser. Das Hungergefühl verschwindet allmählich und das seelische Gleichgewicht stabilisiert sich zusehends – das Fasten wird als große Befreiung und Bereicherung empfunden und spornt zum Weitermachen an.

Falls erforderlich oder erwünscht, kann Fasten eine schnelle und tiefgreifende Reinigung bewirken. Besser ist es, sich natürliche Lebensgewohnheiten anzueignen, tote Wertlosnahrung zu meiden und den Konsum von lebendigen Lebensmitteln zu steigern.

Auch ein Obst- oder Fastentag in der Woche ist hilfreich und entlastet den Verdauungsapparat. Vorteilhaft ist es, morgens nichts zu essen, damit die Leber am Vormittag ungestört ihre Reinigungsarbeit verrichten kann. Zwei bis drei Gläser Wasser mit Zitronensaft und etwas roher Zuckerrohrmelasse können das Frühstück ersetzen und unterstützen die morgendliche Reinigungsphase.

Nach einer Fastenperiode müssen die schlafenden Darmzoten wieder langsam zum Leben erweckt werden, damit sie wieder ihre gewohnte Arbeit verrichten können. Deshalb beginnt man die Nahrungsaufnahme, genannt „Fastenbrechen", behutsam mit Orangensaft, später Obst und geht dann erst zu fester Nahrung über.

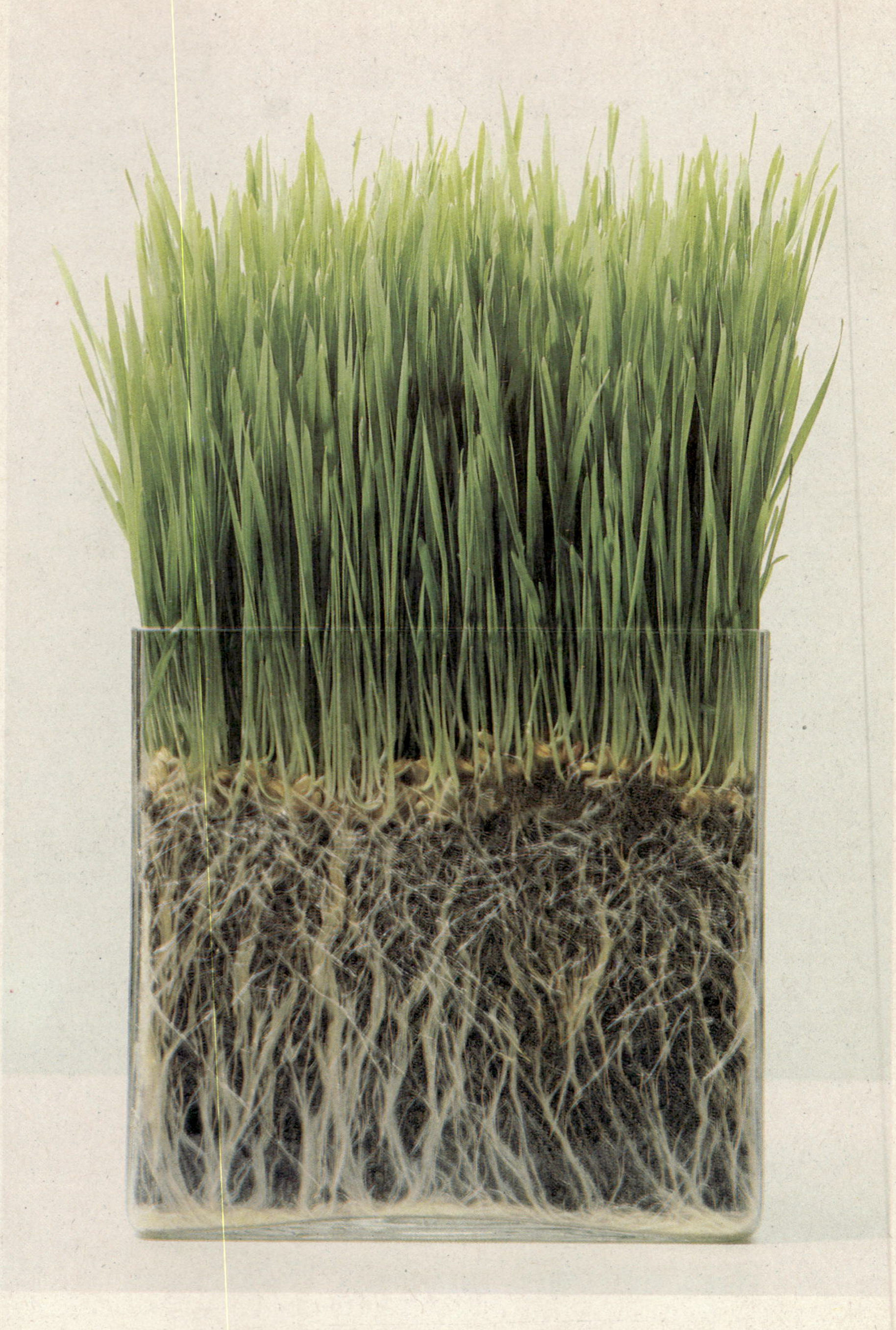

FASTEN MIT WEIZENGRASSAFT

Weizengrassaft ist kein Kurgetränk, es ist Medizin und Nahrung zugleich. Deshalb ist Fasten mit Weizengrassaft besonders empfehlenswert für Heilungssuchende, die mit Nährstoffen unterversorgt sind, ebenso für geschwächte Personen und auch für Senioren. Die typischen Mangelsymptome, die beim Totalfasten auftreten können, bleiben beim Fasten mit Weizengrassaft aus. Bei unzähligen Kranken bewies Dr. Ann Wigmore die Ungefährlichkeit dieser Heilweise. Der Körper wird mit allen notwendigen Nährstoffen versorgt, in konzentrierter Form und leicht verdaulich, mit allen Segnungen einer Totalfastenkur, jedoch ohne die Gefahren, die bei einer vollkommenen Nahrungsenthaltung auftreten können. Sie können sich wirklich sicher fühlen und die Wiederherstellung Ihrer Gesundheit erfahren. Die Arbeitskraft bleibt während der Fastenzeit meistens voll erhalten. Trotzdem sollten Sie sich zur Gesundung viel Freizeit und Ruhe gönnen.

Die beim Fasten freigesetzten Säuren werden durch den alkalischen Weizengrassaft neutralisiert, eine Übersäuerung wird so wirksam verhindert. Stark erhöhter Blutdruck normalisiert sich, das Blut wird gereinigt. Sind die betroffenen Organe nicht irreparabel geschädigt, können selbst chronische Leiden geheilt werden.

Weil man beim Fasten leicht fröstelt, ist die warme Jahreszeit vorzuziehen. Wenn notwendig, ist Fasten jedoch zu jeder Jahreszeit möglich.

VORBEREITUNG ZUM FASTEN MIT WEIZENGRASSAFT

Zwölf Tage vor Fastenbeginn fangen Sie an, täglich Weizengras zu pflanzen.

Vor dem Fasten sollten Sie drei Tage lang nur Rohkost in Form von rohem Gemüse, Salaten, Keimlingen und Obst zu sich nehmen. Die Abendmahlzeit vor dem ersten Fastentag lassen Sie aus, dafür machen Sie einen Einlauf zur Darmreinigung.

1. Fastentag

Als erstes trinken Sie ⅓ l lauwarmes Wasser mit dem Saft ½ Zitrone und 1 TL unraffinierter Zuckerrohrmelasse. Das Zitronensaftgetränk hat eine reinigende Wirkung. Nur reife Zitronen verwenden.

30 Minuten später trinken Sie frischgepreßten Weizengrassaft. Beginnen Sie mit 30 ml und steigern Sie allmählich bis auf 150 ml. Trinken Sie gerade so viel, daß Sie sich noch wohl fühlen. Die reinigende Wirkung darf nicht zu Übelkeit führen.

Nun folgt ein Einlauf mit warmem Wasser, um den Dickdarm von angehäuften Schlacken zu reinigen. Achten Sie darauf, daß Sie das Wasser vollständig ausgeschieden haben.

30 Minuten danach machen Sie einen Einlauf mit Weizengrassaft, den Sie zur Entgiftung und Regenerierung der Darmflora ungefähr 20–30 Minuten im Darm behalten. Beginnen Sie mit einer halben Tasse und steigern Sie langsam auf eine Tasse.

Etwa zwei Stunden nach der Einnahme von Weizengrassaft trinken Sie wieder ein Zitronensaftgetränk, wieder zwei Stunden später nochmals.

30 Minuten später trinken Sie Weizengrassaft, versuchen Sie dieses Mal mehr Weizengrassaft zu trinken.

2 Stunden nach der Einnahme von Weizengrassaft trinken Sie ein Zitronensaftgetränk, weitere 2 Stunden später nochmals.

Wieder 30 Minuten später trinken Sie Weizengrassaft. Erhöhen Sie die Saftmenge. Ein Einlauf zur Darmreinigung bildet den Abschluß am Abend.

2. Fastentag

Trinken Sie täglich dreimal Weizengrassaft und machen Sie zwei Einläufe mit Weizengrassaft. Zwischendurch trinken Sie ein Zitronensaftgetränk mit Zuckerrohrmelasse. Vor dem Schlafengehen bildet ein Einlauf mit warmem Wasser zur Darmreinigung den Abschluß.

Fastendauer

Eine Fastendauer von 3 Tagen bis zu 40 Tagen maximal ist möglich. Empfehlenswert ist es, wenigstens eine ganze Fastenwoche durchzuführen. Die Fastendauer bestimmen Sie jedoch selbst, je nach der Schwere Ihrer Krankheit, nach der Intensität Ihrer Motivation und nach Ihrer Fastenerfahrung.

Das Fastenbrechen

So nennt man den Übergang vom Fasten zur Nahrungsaufnahme. Am 1. und 2. Tag nach dem Fasten nehmen Sie nur frischgepreßten Orangensaft zu sich. Dieser kann zusätzlich mit Wasser verdünnt werden. Am 3. Tag trinken Sie zum Frühstück nur frischen Orangensaft. Das Mittagessen und das Abendessen sollte aus Rohkost bestehen. Ab dem 4. Tag können Sie normal essen.

ÜBER DIE WIRKUNG VON EINLÄUFEN

Nach Dr. W. Hay's Studien ist es für einen gesunden Menschen normal, genausoviel Darmentleerungen zu haben, wie Mahlzeiten eingenommen wurden. Die Realität sieht aber leider ganz anders aus. Der Großteil der zivilisierten Bevölkerung leidet an der Volksseuche „Stuhlverstopfung" mit ihren vielseitigen Symptomen, angefangen von Kopfschmerzen, Darmblutungen, Hämorrhoiden, Depressionen, Mattigkeit, Mundgeruch, Lustlosigkeit, Herzbeschwerden usw.

Die Ursache ist in der toten, balaststoffarmen und enzymarmen Nahrung zu suchen. Verhärteter Stuhl setzt sich an Darmwänden und in Darmnischen fest. Jahrelange Anhäufungen gären vor sich hin und entlassen die Gifte über die Darmwände ins Blut. Dieser Vorgang wird medizinisch als „Autointoxikation" (Selbstvergiftung) bezeichnet.
Blut, Gehirn und Nervensystem werden vergiftet, die Haut welk, die Gelenke steif, wir altern vorzeitig. Die Auswirkungen sind so verheerend, daß die Stuhlverstopfung (Obstipation) eine der gefährlichsten Krankheiten darstellt. Leber und Nieren werden in ihrer Reinigungsfunktion überlastet, der ganze Körper untersteht permanentem Streß.

„Der Tod liegt im Darm" ist ein altbekannter aber wahrer Lehrsatz. Wegen den genannten und unerwähnten Gründen sind darmreinigende Einläufe meistens eine Notwendigkeit zur Wiederherstellung der Gesundheit.

Mit Hilfe eines Einlaufgerätes (Irrigator) flößt man sich zum Zwecke der Reinigung mindestens 1 l lauwarmes Wasser in den Dickdarm. Ein Irrigator kann in jeder Apotheke besorgt werden.

Das Wasser dehnt die Darmwände und löst den verhärteten Stuhl aus den Krypten und Ausbuchtungen. Nach 20 Minuten soll das Wasser auf der Toilette ausgeschieden werden. Selbst nach 30–40tägigem Fasten und Darmreinigungen können noch Stuhlreste ausgeschwemmt werden.

Während des Fastens ist die tägliche Darmreinigung notwendig, um eine Selbstvergiftung zu verhindern. Erst wenn der Darm vollkommen gereinigt wurde, kann auf Einläufe verzichtet werden. Ein warmes Vollbad genügt dann schon zur Entgiftung über die Haut.

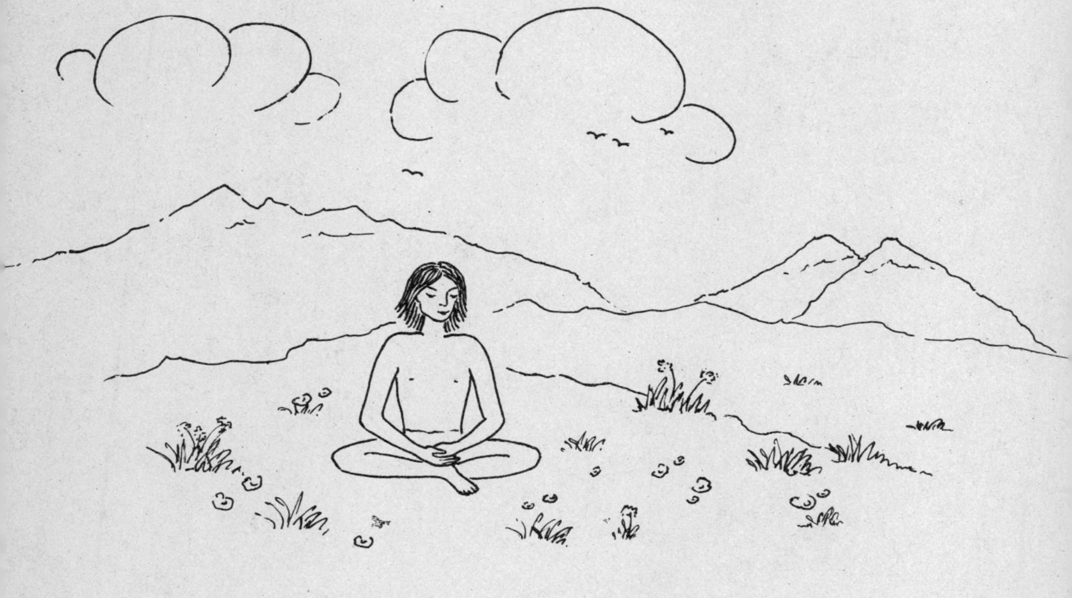

Bis in die heutige Zeit ist ein Osterbrauch erhalten geblieben, der ursprünglich in den Balkanländern gepflegt wurde. Acht Tage vor Ostern werden Weizenkörner in eine flache, mit Erde gefüllte Blumenschale eingesät und feucht gehalten. Zum Osterfest bekommt jedes Kind eine Schale „Ostergras“ mit drei gekochten Eiern darin. Das junge, noch zarte Weizengras wird wie Schnittlauch feingeschnitten auf Butterbrot gegessen.

Ein anderer Brauch mit Weizengras stammt aus dem griechisch-orthodoxen Kulturkreis. Am Barbaratag wird Weizen auf einem großen Teller mit Erde eingesät, mit dem Mund das Wasser versprüht, um die Weizenkörner zu befeuchten. Das Weizengras etwas in die Höhe gewachsen, wurde mit einem roten Band umbunden und immer wieder mit Wasser aus dem Munde besprüht. An Heilig-Abend ziert ein Öl-Licht die Mitte des „Weihnachtsgrases“ und zusammen gelten sie als Symbol für „neues Leben“. Weizenbrei mit Nüssen, Zucker und Nelken war das Festessen, dazu gab es die Spitzen des Weizengrases. Das restliche Weizengras bekamen die Haustiere.

EMPFEHLUNGEN FÜR EINE VERNÜNFTIGE ERNÄHRUNG

Gute Eßgewohnheiten sind notwendig für die Verdauung und Verwertung guter Nahrung.

Dr. Ann Wigmore gibt deshalb in ihrem Buch „Be your own Doctor“ folgende Ratschläge:

- Iß nur wenn du hungrig bist.
- Iß nicht zuviel.
- Iß nicht wenn du leidest oder verärgert bist.
- Kaue jeden Bissen mindestens 20mal.
- Iß keine heiße und auch keine kalte Nahrung.
- Iß leichte, flüssigkeitsreiche Nahrung zuerst, dann festere, konzentrierte Nahrung.
- Iß rohe Nahrung, bevor du erhitzte Nahrung zu Dir nimmst.
- Wenn du zwischen den Mahlzeiten hungrig bist, iß Obst.
- Nimm während den Mahlzeiten keine Getränke zu Dir.

DAS LICHT IN UNSEREN ZELLEN

Die Biophotonenforschung ist eine relativ junge Wissenschaft, die sich mit der Erforschung der Lichtenergie in lebenden Systemen beschäftigt. Obwohl unseren Kindern gelehrt wird, das Leben funktioniere gleich biochemischen Fabriken, haben Wissenschaftler längst herausgefunden, daß die Steuerung biochemischer Prozesse in den Zellen von elektromagnetischen Lichtfrequenzen ausgeht.
Pro Sekunde sterben im menschlichen Körper zehn Millionen Zellen - innerhalb von sieben Jahren sind alle Körperzellen komplett erneuert. Dies bedeutet auch, daß beim Absterben von Zellen der Zellverband innerhalb von Millionstelsekunden informiert und Impulse zur Neubildung geben muß. Rein rechnerisch legen Zellinformationen in Millionstelsekunden einen Meter in Lichtgeschwindigkeit zurück. Biochemische Botenstoffe könnten niemals Informationen von Zelle zu Zelle in einem solchen Tempo übermitteln.
Die gesamte Zellkommunikation basiert auf elektromagnetischen Wellen, dessen Enerige der Mensch in Form von Lichtenergie über Haut, Augen und Lebensmittel aufnimmt.

Der Erforscher des Magnetismus, Franz Anton Mesmer, vertrat vor 200 Jahren folgende These:
Es gibt eine universelle, alles verbindende Kraft.
Krankheiten sind Folgen des Ungleichgewichts dieser Kraft.
Die Herstellung des Gleichgewichts bringt Heilung.

Die Biophotonenforschung konnte die Mesmersche These bestätigen und beweisen, daß der Mensch, ein "Lichtsauger", mit Hilfe von Lichtenergie seine Zellfunktionen steuert, Gehirnströme zum Fließen bringt, den Rythmus des Herzschlags in Gang hält und Nervenimpulse überträgt. Krankheiten lassen sich aufgrund ungeordneter Lichtstrahlung in den Organen schon im Vorfeld erkennen. Geordnete Lichtrahlung zeigt energetisches Gleichgewicht, also Gesundheit an. Lichtenergie manifestiert sich in jeder lebenden Zelle, die mittels Photomultipler gemessen und mittels Kirlianfotografie sichtbar gemacht werden kann.
Bei sterbenden Zellen klingt die Lichtstrahlung ab, hört aber nie ganz auf - also enthalten tote Systeme immer noch Restenergie.

Das Strahlungsfeld des Menschen, die Aura, kann von sensitiven Menschen gesehen werden und ist nichts anderes, als die Lichtstrahlung des gesamten Zellstaates.
Eingeweihte wissen, daß die Aura, der Strahlenkörper des Menschen, die Energiestation für den physischen Körper darstellt. Im Schlaf übernimmt der Strahlenkörper die Versorgung des physischen Körpers.
Vielleicht kennen Sie die Berichte von Kriegsgeschädigten, denen Bein oder Arm amputiert wurde, trotzdem konnten sie Schmerzen in nicht vorhandenen Gliedmaßen spüren. Das Strahlenfeld der Gliedmaßen existiert auch nach der Amputation weiter, deshlab können Betroffene ihre amputierten Extremitäten zeitweise unangenehm bis schmerzhaft wahrnehmen.

Die DNS (Desoxyribonukleinsäure) ist eine zwie bis drei meterlange Doppelspirale, bestehend aus zehn Milliarden Molekülen, die als Träger des Erbguts bezeichnet wird.

Popp's Forschungsgruppe und einige andere Wissenschaftler nach ihm fanden heraus, daß der Speicher und Sender der Biophotonenenergie im Zellkern angelegt sein muß. Demnach ist das spiralförmige DNS-Molekül ein besonderer Lichtempfänger und Lichtspender. Dies wiederum impliziert, daß das Netzwerk aller DNS-Moleküle den Lichtstoffwechsel im Biophotonenfeld des Organismus steuert.

Geisteswissenschaftler wissen seit Jahrtausenden, daß das Urlicht das organisierende Prinzip der Materie darstellt.
Eine mikroskopisch kleine, befruchtete Eizelle enthält die Matrix für ein neues menschliches Wesen, die in den Spiralen der Erbgutträger als Lichtinformation gespeichert ist.

Wenn wir entdecken, das alles aus dem Licht kommt und letztlich wieder den Weg zurück zum Lichte finden muß, dann sind wir dem Geheimnis des Lebens auf der Spur.

WEIZENGRASSAFT ALS ENTWICKLUNGSHELFER

Dr. Ann Wigmore war der Überzeugung, daß der Genuß von Weizengrassaft neue Bewußtseinsebenen erschließen kann. Bis vor kurzem war ich mir nicht über die Tragweite dieser Aussage schlüssig, noch konnte ich mir den Wirkmechanismus erklären, bis mir die plejadischen Schlüsselbotschaften (Keman, "Wege in's Licht" Band 1), den fehlenden Puzzlestein für mein Verständnis geliefert haben. Heute erahne ich, daß sich unser Menschengeschlecht auf einer höheren Entwicklungsstufe befunden haben muß. Ursprünglich mit sechs DNS-Doppelhelixen (12 DNS-Stränge) ausgestattet, wurde unsere Rasse durch genetische Manipulation von fünf Doppelhelixen (10 DNS-Stränge) abgekoppelt, um uns vom kosmischen Informationssystem zu trennen. Dies würde bedeuten, daß wir nur noch mit einer Doppelhelix (2 DNS-Stränge) funktionieren. Obwohl diese Stränge noch vorhanden sein sollen, können wir diese nicht mehr nutzen.
Für den geringen Informationsfluß, den wir zu verarbeiten haben, würde ein viel kleineres Gehirn ausreichen. Die Größe unseres Gehirns läßt darauf schließen, daß wir dazu bestimmt sind, als multidimensionale Wesen mit sechs Doppelhelixen, am universalen Wissen teilzuhaben.

Sie kennen die Behauptung von Wissenschaftlern, daß wir nur 10 % unserer geistigen Kapazität nutzen?
Es stellt sich folgende Frage: Ist es möglich, durch die Zufuhr kosmischer Lichtenergie in Form von Weizengrassaft, die inaktivierten fünf Doppelhelixen in unseren Zellen zu aktivieren? Wenn das Licht die Matrix für unser Erbgut enthalten kann, dann könnten kosmische Lichtfrequenzen in Getreidegrassäften auch in der Lage sein, die abgehängten zehn Erbgutspiralen zu aktivieren.
Mit dem Jahr 2 000 geht ein Jahrhundertzyklus und ein Zyklus von 2 000 Jahren zu Ende. Wir befinden uns bereits in der Übergangsphase vom Fische- ins Wassermannzeitalter. Kann der Übergang in ein neues Zeitalter ein Quantensprung in eine neues Bewußtsein werden, das uns in eine höhere Dimension führt? Kann uns lichtreiche Nahrung wie Weizengrassaft bei dieser Transformation unterstützen?

Aufgrund von jahrzentelangen Erfahrungen und klinischen Tests hat sich Weizengrassaft zur Vorsorge sowie bei folgenden gesundheitlichen Problemen bewährt:

A

Abwehrstärkung, Akne, Augenbad, Appetitbremese, Allergien, Arteriosklerose, Asthma, Azidose.

B

Blutarmut, Blutreinigung, Blutqualität verbessern, Bronchitis, Bluthochdruck, Blutzellenproduktionsförderung, Beingeschwüre, Bauchspeicheldrüsenentzündung, Bauchspeicheldrüsenfunktionsstärkung.

C

Colesterinabbau, Candida.

D

Diabetes, Darmgeschwüre, Darmentzündungen, Drogenrückstände abbauen, DNA-Reparatursystem aktivieren, Darmreiniung, Darmschleimhautregeneration, Durchfall.

E

Eisenmangel, Energiesteigerung, Enzymmangel, Ekzeme.

F

Freie Rakikale Fänger, Fastengetränk, Fettabbau, Fruchtbarkeitsförderung, Folsäuremangel.

G

Geschwüre innerlich, Gastritis, Gicht, Gelenksentzündungen.

H

Herzstärkung, Herzkranzgefäßablagerungen, Hepatitis, Halsentzündung, Harnsäureausscheidung, Hautausschlag, Hautverletzungen, Haarwuchsförderung, HIV-Infekte.

I

Insektenstiche, Infektionen.

J

Juckreiz.

K

Krebsvorsorge, Krebszellenabbau, Karies, Knochenmarkentzündung.

L

Leukämie, Leberentgiftung, Lungenregeneration nach einatmen giftiger Dämpfe und Gase.

M

Magengeschwüre, Magenschleimhautentzündung, Mineralstoffmangel, Mundgeruch, Multiple sclerose, Müdigkeitssyndrom, Mundschleimhautentzündung, Morbus Crohn, Mandelentzündung.

N

Nebenhöhlenentzündung, Nervenstärkung, Nierenaktivierung, Neurodermitis.

O

Osteoporose, Ohrenschmerzen, Ohrenentzündung.

P

Prostataentzündung, Potenzstärkung, Proteinmangel, Prostatareinigung, Psoriasis.

Q

Quetschungen.

R

Revitalisierung, Radioaktivitätsschutz, Rekonvaleszenz.

S
Strahlenschutz, Stuhlverstopfung, Stirnhöhlenentzündung, Stoffwechselförderung, Sonnenbrand.

Sch
Schuppenbeseitigung, Schuppenflechte, Schnittwunden, Schwemetallausscheidung, Schmerzlinderung, Normalisierung der Schilddrüsenfunktion.

T
Trinkwasserneutralisierung.

U
Übersäuerung, Übergewicht, Schutz vor Umweltgiften.

V
Verbrennungen, Verschleimung durch Übesäuerung, Verdauungsförderung, Vitaminmangel, Verstopfung, Vaginalentzündung, Vaginalmykosen.

W
Wundinfektionen.

X

Y

Z
Zahnfleischentzündung, Zahnschmerzen, Schmerzlinderung, Zellreinigung, Zellreparatur, Zellerneuerung, Zwölffingerdarmgeschwür.

ZUM GELEIT

Die Natur wurde zum Feind des Fortschritts gestempelt, um ihre Ausbeutung und respektlose Schädigung dulden zu können. Das Ergebnis: Aufgrund exzessiver Nutzung verkarsten riesige landwirtschatliche Nutzflächen - die wachsende Weltbevölkerung hat noch weniger Chancen, nach dem Jahr 2000 ausreichend ernährt zu werden. Tschernobyl haben wir verdrängt und vergessen - über 500 Atomkraftwerke und Wiederaufbereitungsanlagen weltweit dürfen weiter ihre krebsauslösenden Radionukleide ausspucken - wir akzeptieren es, mit dem "Restrisiko" zu leben. Die grüne Lunge, der Regenwald wird großflächig abgeholzt, der Wald stirbt den Säuretod oder bricht im Elektrostrahlenhagel zusammen, der Sauerstoffgehalt in der Atemluft sinkt kontinuierlich - Verbrennungsmotoren verbrauchen jetzt schon die Sauerstoffreserven unserer Kinder. Giftmüll wird kostengünstig in den Meeren verklappt, Öltankerunfälle schädigen für Jahrzehnte Meere und Küsten. Der Raubbau an Bodenschätzen, das Artensterben, die globale Zerstörung der Umwelt gehen auch unter dem grünen Mäntelchen just weiter, weil die Profitgier dazu treibt.

Die Reparaturen an der zerstörten Umwelt, die ins unermeßlich gestiegenen Kosten im Gesundheits- und Sozialwesen kommen uns sehr teuer. Wir bezahlen aber nicht nur mit unserem Geld, es kostet uns vor allem ein Teil unserer Gesundheit, es kostet uns alle den Verlust an Lebensqualität.

Die Erde weint, weil wir Ihre Blutadern, die Flüsse vergiftet, ihre Haut, die Erdoberfläche zubetoniert, veräzt und verstrahlt, ihre Inneren durch unzählige Atomexplosionen zerfetzt, riesige Erdöllager ausgeplündert und verbrannt haben.

Die Erde, ein Lebewesen das fühlen kann, wehrt sich, um gewaltsam den Wahnsinn zu stoppen. Der Beweis: Seit den 60er Jahren haben sich aufgrund gravierender Klimaveränderungen die Naturkatastrophen verfünffacht. Gleichzeitig hat sich der Druck im Erdinneren verstärkt - Verschiebungen der Erdplatten, gewaltige Erdbeben und Vulkanausbrüche sind bereits vorprogrammiert und werden von Fachleuten erwartet.
Nicht nur die Erde möchte sich erneuern, eine Zeit der Neuorientierung ist auch für die Menschheit angebrochen.

Große Umwälzungen auf allen Gebieten, in Politik, Wirtschaft, Kirche, Finanzwesen, Bildungs- und Gesundheitswesen, in Gemeinschaftstrukturen und Beziehungen sind eingeleitet. Alle verhärteten Machtstrukturen sind im Begriff, sich aufzulösen. Immer mehr Menschen erwachen im Bewußtsein, daß wir Töchter und Söhne des einen Bewußtseins sind und die Zeit nahe ist, unser geistiges Erbe anzutreten.

Wenn wir bei der Neugestaltung einer besseren Welt dabei sein wollen, dann ist jetzt der Zeitpunkt gekommen, Eigenverantwortung zu übernehmen und nach unserer Überzeugung zu handeln. Es gibt eine innere Führung, auf die wir vertrauen können. Richtig ist das, was unsere innere Stimme, unser Gewissen und unsere Intuition gebieten zu tun.
Der Prozeß der Individualisierung schreitet unaufhaltsam voran und kann von niemandem mehr gestoppt werden.

Wer glaubt, daß er machtlos ist und doch nichts ändern kann, soll erkennen, daß er durch sein Konsumverhalten gutes fördern und schädliches verkümmern lassen kann. Soll die Kaft seiner positiven Gedanken zu Umwandlung nutzen. Soll erfahren, daß Liebe, die stärkste Kraft im Universum, alles möglich macht.
Vor 2 000 Jahren machte ein Menschheitslehrer den Versuch, uns das Gebot der "Nächstenliebe" nahezubringen. Nur wenige haben diese Chance genutzt. Jetzt scheint es, als ob wir dieses Gebot aus Überlebensgründen halten müssen. Denn wer die Liebe zum Nächsten lebt, der kann keinem anderen Wesen, weder Mensch noch Tier, Schaden zufügen, kann seiner Mutter Erde kein Leid antun, doch schafft er das Paradies auf Erden.
Die nächsten Jahre sind unsere Chance, die Erde wieder zu einem Garten Eden werden zu lassen. Wenn viele kleine Leute, an vielen kleinen Orten, viele kleine Dinge tun, dann . . .

Ich wünsche Ihnen, daß Sie die Zeit der Wandlung wohlbehütet durchschreiten. Ich wünsche Ihnen, daß sie Anteil haben, an einer neuen Erde, an einem Leben in Fülle, in Frieden und in der Liebe des Allmächtigen.

Reiner Schmid, im Januar 1997

QUELLENVERZEICHNIS

Ann Wigmore
"Be your own Doctor - Nature's way is the organic way"

Ann wigmore
"The Wheatgrass Book" Avery Publishing Group

Ronald L. Seibold "Cereal Grass" What's in for you!
Wildernes Community Education Foundation

Viktoras Kulvinskas
"Leben und überleben - Kursbuch in's 21. Jahrhundert
F. Hirthammer Verlag

Viktoras Kulvinskas
"Sprout for the love of everybody"
21st Century Publications

Betsy R. Manning "Wheatgrass Juice - Gift of nature"

Gerhard Leibold
"Enzyme - Vitalstoffe für die Gesundheit"
Falken Verlag

Gerhard Leibold
"Gesund und fit durch Mineralstoffe"
Hädecke Verlag

Walter Sommer
"Das Urgesetz der Ernährung"
Walter Sommer Verlag

Dr. E. Bordeaux Székely
"Das Evengelium der Essener" Buch 1 - 4 Gesamtausgabe
Verlag Bruno Martin

Keman
"Wege in's Licht" Band 1
Lichtquell Verlag

BÜCHER DIE WEITERHELFEN

"zuhause selber keimen" Reiner Schmid	DM 14,80
"Weizengrassaft - Medizin f. ein neues Zeitalter" R. Schmid	DM 17,80
"Aloe Vera - das Geschenk der Natur an uns alle" "	DM 17,80
"Stop dem Krebs und MS Erkrankungen", H. Neumann	DM 19,00
"Krebs - Krankheit der Seele" Dr. Ryke Geerd Hamer	DM 30,00
"Stop der Azidose, Allergien und Haarausfall" H. Neumann	DM 29,00
"Mykosen - die unheimliche Krankheit". HP Ulla Kinon	DM 36,80
"Dein Darm - Wurzel der Lebenskraft" W. Spiller	DM 29,80
"Darmgesundheit ohne Verstopfung" N. W. Walker	DM 25,80
"Schindeles Mineralien" R. Schindele	DM 18,80
"Das Wunder im Kern der Grapefruit" Sharamon/Baginski	DM 19,80
"Wasser - Das größte Gesundheitsgeheimnis" P. Bragg	DM 12,80
"Gesund essen ohne Irrtümer" Dr. Paul Bragg	DM 19,50
"Fasten kann Ihr Leben retten" Dr. H. M. Shelton	DM 32,90
"Frische Frucht- und Gemüsesäfte" N. W. Walker	DM 12,80
"Rohkost - Die Lebendige Nahrung" U. Hochstrasser	DM 16,90
"Kinderernährung lebendig und schmackhaft" "	DM 17,00
"Vitalstoffe - Bausteine der Gesundheit"	DM 26,80
"Die Gesundheit finden mit FLOR ESSENCE"	DM 16,00
"Ganzheitliche Gesundheit mit INDIAN ESSENCE"	DM 12,00
"Köstliche Lebenskraft" mit Rohkostrezepte A. Opitz	DM 24,00
"Ernährung für ein neues Jahrtausend" John Robins	DM 38,00
"Wege in's Licht", Keman, Band 1	DM 29,50
"Wege in's Licht", Keman, Band 2	DM 34,80

Bücher von Dr. Klaus Hoffmann:

"Rette Dein Immunsystem"	DM 42,00
"Die Krebsstory - Suche nach der Wahrheit"	DM 42,00
"Krebs - Die Wege der sanften Medizin"	DM 42,00
"Rheuma heilt man anders"	DM 38,00
"Revolution in der Küche"	
Das Rezeptbuch der säurefreien und allergiearmen Kost	DM 48,00

Bundesrepublik Deutschland:

Verlag "Ernährung & Gesundheit"
Reiner Schmid
Weizengrasberatung, Ernährungsberatung
Leostraße 14, 81375 München
☎ 089/716134, Fax: 716134

PURAVITA NATURWAREN VERSAND
Weizengras-Saftpressen, Weizengras-Pflanzschalen, Keimweizen, Spelzdinkel, Spelzgerste, Fachbücher
Leostraße 14, 81375 München
☎ 08105/23954, Fax: 4024

"GREEN CONNECTION" versendet frischgezogenes WEIZENGRAS - DINKELGRAS - GERSTENGRAS
Aus biologischem Anbau zum selber pressen.
"GREEN CONNECTION"
Anton Kraiß - Handthal 31
97516 Oberschwarzach
☎ 09382-7848

Schweiz:

"School of Life", Urs und Sheila Hochstrasser
Weizengras-Saftpressen, frischgezogenes Weizengras, Fachliteratur, Ernährungsberatung, Rohkostseminare
Dorfstraße 15
CH-5606 Dintikon
☎ 056/6240202, Fax: 6240211

Österreich:

"Life Light" Naturwaren
Weizengras-Saftpressen, Fachliteratur
Rohrbrunn 53, A-7572 Deutsch-Kaltenbrunn
☎ 03383/3310-0, Fax: 3310-4

**Die Natur wird nie
den Menschen folgen,
sondern die Menschen
haben die Gesetze
der Natur zu befolgen.**

Dioskurides

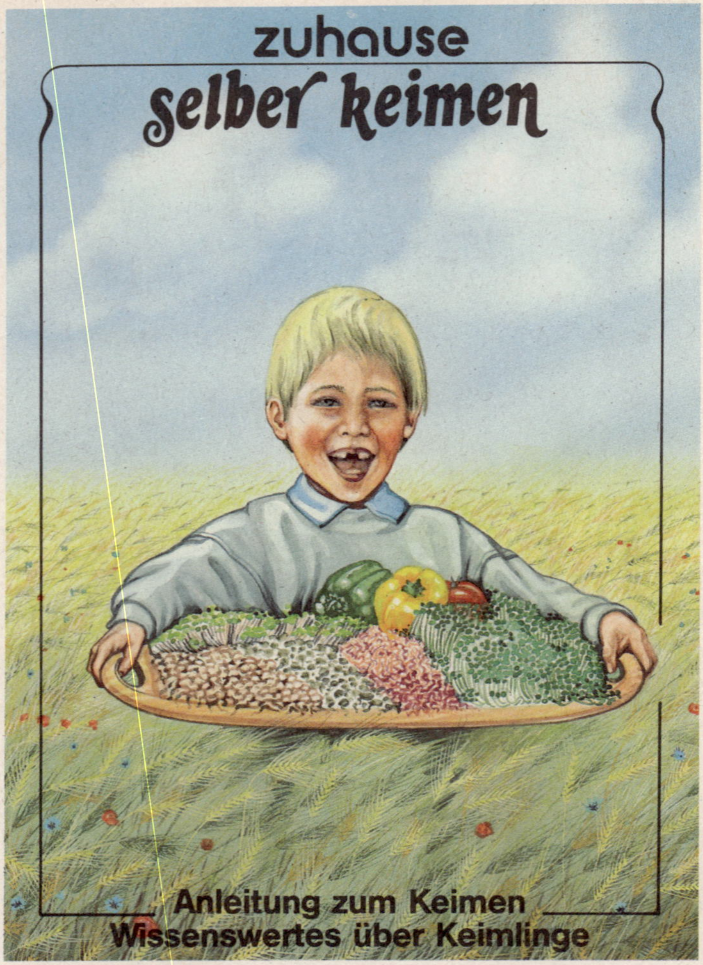

"zuhause selber keimen"

Ein wertvolles Handbuch für Küchenpraktiker. Selbst Keimlinge zu ziehen ist einfach und setzt nur einige Grundkenntnisse voraus, die in diesem Buch leicht verständlich vermittelt werden. Frische Keimlinge haben einen festen und wichtigen Platz in der Vollwertküche eingenommen und werden auch Sie begeistern.

78 Seiten mit vielen Farbbildern DM 14,80

Sprossen und Keime, zu Hause selbst gezogen, sind zu jeder Jahreszeit das frischeste, preiswerteste und an Vitaminen und Mineralstoffen gehaltvollste Gemüse. Im Keimprozeß erwachen die schlummernden Lebenskräfte des Samenkorns und kommen zu ihrer vollen Entfaltung.

Seit Jahrtausenden ist es in vielen Teilen der Erde ein alter Brauch, Samen zum Keimen zu bringen. Auf diese Weise gelang es den Menschen intuitiv, die Qualität ihrer Nahrung beträchtlich aufzuwerten. Vor allem im Orient wird die Methode des Keimens sehr geschätzt. Den Chinesen war sie schon vor 5000 Jahren bekannt. Die Hunzas, jenes wegen ihrer Gesundheit berühmte Bergvolk aus dem Himalaya, verwenden gekeimte Körner um den rauhen Winter zu überstehen. Außerdem gibt es Hinweise dafür, daß das Keimen auch bei den Azteken und den Navajos bekannt war.

Keimlinge sind eine besondere Bereicherung für jede Mahlzeit, gesund und so köstlich, daß man sich fragt, warum man nicht früher darauf gekommen ist. In einem Keimgerät ziehen Sie sich unabhängig von jeder Jahreszeit, Witterungs- und Umwelteinflüssen hochwertigste Nahrung. Selbst keimen ist einfach und setzt nur einige Grundkenntnisse voraus, die in diesem Buch vermittelt werden. Der regelmäßige Genuß von selbstgezogenen Keimlingen ist für Ihr körperliches und seelisches Wohlbefinden von unschätzbarem Wert!

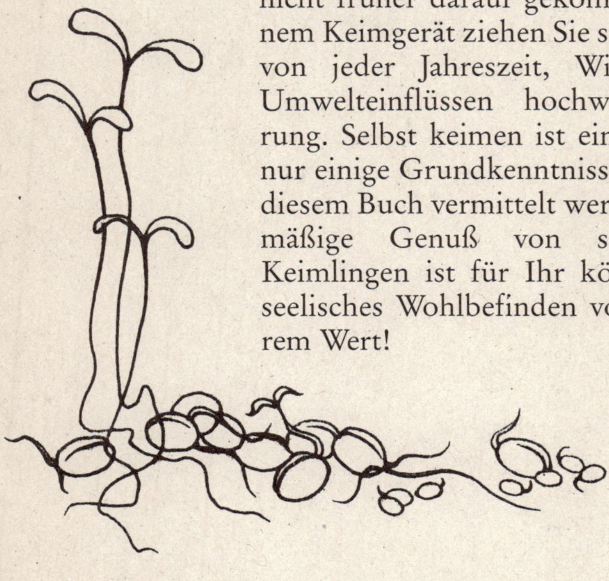

Samenkörner sind natürliche Konserven mit einem ungeahnten Energiepotential!

Sobald das Samenkorn zu keimen beginnt, tritt ein enzymatischer Umwandlungsprozeß in Gang, der in einer späteren Wachstumsphase nicht wieder erreicht wird. Der Vitamin-C-Gehalt steigert sich um bis zu 270 %. Vitamin-E, das Fruchtbarkeitsvitamin, erhöht sich um ca. 300 %, die Nervenvitamine des B-Komplexes ebenfalls bis zu 300 %. Selbst Vitamin B 12, von dem man früher glaubte, es befindet sich nur in tierischen Nahrungsmitteln, ist in vielen Keimlingen enthalten. Alfalfasprossen enthalten 50 % mehr Vitamin C als Kopfsalat. Die Nahrungsqualität von Hülsenfrüchten (Leguminosen) wird durch den Keimvorgang nachweislich wesentlich verbessert.

Durch diesen enzymatischen Umwandlungsprozeß werden Proteine in leicht verwertbare Aminosäuren (Eiweißbausteine) gespalten, zusätzlich werden neue Eiweißstoffe gebildet. Unser Organismus ist nur in beschränktem Maße fähig, organische Mineralien aufzunehmen. Jedoch während des Keimvorgangs verbinden sich Spurenelemente und Mineralstoffe zu organischen Komplexen, die besonders gut aufnehmbar sind. Stärke wird in Malzzucker umgewandelt und steht als schneller Energiespender zur Verfügung. Keimlinge enthalten vollständiges Eiweiß mit allen lebenswichtigen Aminosäuren und sind als vollwertiges Nahrungsmittel einzustufen. Keimlinge von Hülsenfrüchten und Getreide zusammen genossen ergänzen sich in ihrer Eiweißkombination und erfahren so noch einmal eine Aufwertung. Enzyme in Keimlingen sind sensible, unersetzliche Fermente, die in großen Mengen für die chemische Spaltung (Verstoffwechselung) der Nahrung und für weitere Lebensvorgänge im Körper sorgen.

**Keimlinge zuhause selbst gezogen
sind die Frisch- und Fitkost zu
jeder Jahreszeit!**